医书精华

四圣心源

清·黄元御 著
孙洽熙 校注

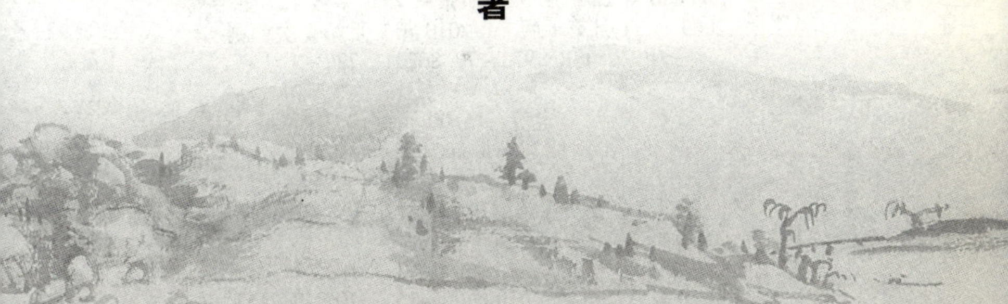

中国中医药出版社
·北 京·

图书在版编目（CIP）数据

四圣心源/（清）黄元御著；孙洽熙校注．-北京：中国中医药出版社，2009.11（2010.1 重印）

ISBN 978-7-80231-729-1

Ⅰ．四…　Ⅱ．①黄…②孙…　Ⅲ．中医-古籍-中国-清代

Ⅳ．R2-52

中国版本图书馆 CIP 数据核字（2009）第 173979 号

中国中医药出版社出版
北京市朝阳区北三环东路 28 号易亨大厦 16 层
邮政编码　100013
传真　010 64405750
北京鑫正大印刷有限公司印刷
各地新华书店经销
*
开本 880×1230　1/32　印张 7.25　字数 127 千字
2009 年 11 月第 1 版　　2010 年 1 月第 2 次印刷
书号　ISBN 978-7-80231-729-1
*
定价　16.00 元
网址　www.cptcm.com

如有印装质量问题请与本社出版部调换

社长热线　010 64405720
读者服务部电话　010 64065415　010 84042153
书店网址　csln.net/qksd/

校注说明

《四圣心源》，清·黄元御著。黄元御（公元 1705～1758 年），名玉路，字元御，一字坤载，号研农，别号玉楸子，山东昌邑人，清代著名医家。黄氏于乾隆十五年（公元 1750 年）“考授御医”，因其医术精湛，而受乾隆帝青睐，亲题“妙悟岐黄”匾额赐之，以示褒奖。黄氏撰著《素问悬解》、《灵枢悬解》、《难经悬解》、《伤寒悬解》、《金匮悬解》、《伤寒说意》、《四圣心源》、《四圣悬枢》、《素灵微蕴》、《长沙药解》、《玉楸药解》、《玉楸子堂稿》（已佚）等医书十二部，《周易悬象》一部，《道德经悬解》一部。黄氏推崇黄帝、岐伯、越人、仲景，尊之为医界四圣，对《内》、《难》、《伤寒》、《金匮》，精研而有深功。

黄氏医著，结构严谨，条绪清分，文笔精炼，风格独特，内容宏富。发四圣之微旨，前后融贯，一脉相承，理必《内经》，法必仲景，尊古崇圣之特色，至为鲜明。黄氏自拟方颇多，其立方之旨彰显，遣药简洁，配伍精当，施之临床，多效若桴鼓。《四圣心源》乃黄氏诸书之会极，所以首予校注刊行。

世传之《四圣心源》版本较多，举凡道光二十二年壬寅（公元 1842 年）丹徒赵克宣、赵克宜昆仲据道光十二年壬辰阳湖张琦宛邻书屋刻本校刻之“赵本”，咸丰十一年辛酉（公元1861年）长沙徐树铭于福州燮和精舍刻刊之“闽本”，同治七年戊辰（公元1868年）江夏彭器之于成都刻刊之“蜀本”，同治八年己巳长沙黄济于重庆刻刊之“渝本”，光绪二十年甲午（公元1894年）上海图书集成印书局排印之“集成本”，公元1934年上海锦章书局石印之“石印本”等。其中“赵本”最为精善，所以此次校注，以“赵本”为底本，其内容不删节，不改编，以保持本书之原貌。补入徐树铭“昌邑黄先生医书八种序”、彭器之“重刻黄氏医书序”、完颜崇实“黄氏遗书序”、顾复初“重刻黄氏遗书序”、欧阳兆熊序、黄济序、杨希闵“黄先生医书八种后跋”等，以资识其精蕴及版本源流。以“闽本”、“蜀本”为主校本，以“集成本”、“石印本”为旁校本，以《重广补注黄帝内经素问》、《灵枢经》、《难经集注》、《伤寒论》、《金匮要略方论》之通行本及人民卫生出版社1990年出版之《黄元御医书十一种》繁体竖排本、中国中医药出版社1999年出版之《黄元御医学全书》简体横排本为参校本。校勘主要采用对校、本校、他校之法，酌情用理校之法。具体问题的处理，见以下各点。

1. 底本未载之个别字、词、句，无关宏旨者，均不补入，也不出注，以保持该书原貌。系明显脱漏者，原书不动，出注录以校本之文，以供参正。

2. 底本中确系明显之错字、俗字、避讳字，或笔划小误者，如日月混淆，己已巳不分等，均予径改，不出校记。如系底本错讹脱衍，需辨明者，则据校本改正，并出注说明。

3. 黄氏引录他书之文献，多有删节，或缩写改动。凡不失原义者，均置之不论，以保持该书原貌。

4. 书中文义古奥难明之字、词等，予以注释。

5. 凡属难字、僻字、异读字，予以注音。注音采用直音法，即汉语拼音加同音字。

6. 凡属通假字，原文不动，首见出注说明。

7. 生僻难明之成语、典故、古地名等，出注说明其出处、含义、今地名等。

孙洽熙

2009年8月31日于西安市中医医院

四圣心源自叙

医有黄帝、岐伯、越人、仲景，四圣之书，争光日月。人亡代革，薪火无传，玉楸子悯后世作者不达其意，既解《伤寒》、《金匮》，乃于己巳①二月，作《四圣心源》，解内外百病原始要终，以继先圣之业。创辟大略，遇事辍笔。庚午②四月，北游帝城。十一月终，南赴清江。辛未③二月，随驾武林④。四月还署，研思旧草，十得其九，厥功未竟。八月十五，开舟北上，再客京华⑤。壬申⑥十月，作天人之解，续成全书。癸酉⑦二月，解长沙药性⑧，五月删定《伤寒》，七月笔削⑨《金匮》，八月修温疫痘疹⑩，成于九月十七。

① 己巳　乾隆十四年己巳，即公元1749年。

② 庚午　乾隆十五年庚午，即公元1750年。

③ 辛未　乾隆十六年辛未，即公元1751年。

④ 武林　今杭州市，清代名武林。

⑤ 京华　即京都。京都为人文荟萃之处，故称京华。

⑥ 壬申　乾隆十七年壬申，即公元1752年。

⑦ 癸酉　乾隆十八年癸酉，即公元1753年。

⑧ 长沙药性　指《长沙药解》。

⑨ 笔削　古以竹简记载文字，遇有错误，则以刀削之，并用笔改正之，因谓修改文字为“笔削”，即订正也。

⑩ 修温疫痘疹　“修”，撰著也。“修温疫痘疹”，指撰著《四圣悬枢》。

维时霖雨初晴，商飙[①]徐发，落木飘零，黄叶满阶。玉楸子处萧凉之虚馆，坐寂寞之闲床，起他乡之遥恨[②]，生故国之绵思。悲哉！清秋之气也，黯然远客之心矣，爰取《心源》故本，加之润色。

嗟乎！往者虞卿[③]违赵而著《春秋》[④]，屈原去楚而作《离骚》。古人论述，往往失地远客，成于羁愁郁闷之中，及乎书竣业就，乃心独喜，然后知当时之失意，皆为后此之得意无穷也。向使虞卿终相赵国，屈原永宦楚邦，则《离骚》不作，《春秋》莫著，迄于今，其人已朽，其书不传，两人之得意，不如其失意也。

当世安乐之人，其得天者诚厚，然隙驷不留，尺波电谢[⑤]，生存而处华屋，零落而归山丘[⑥]，身与夕露同晞[⑦]，名与朝华并灭，荆棘狐兔之中，樵牧歌吟之下，其为安乐者焉在！窃以为天之厚安乐之人，不如其厚羁愁之士，丈夫得失之际，非俗人之所知也。

---

① 商飙（biāo 标） 秋风也。

② 恨 通“憾”。

③ 虞卿 战国时游说之士，姓虞，其名不传，说赵孝成王，赵以为上卿，受相印，乃号虞卿。主张以赵为主，合纵以抗秦。后因拯救魏相魏齐，弃相印，与魏齐同去赵，因困于大梁，已而魏齐死，虞卿穷愁著书。上采《春秋》，下观近世，曰节、义、称、号、揣、摩、政、谋，凡八篇，以刺讥国家得失，世传为《虞氏春秋》。已佚。

④ 《春秋》 指《虞氏春秋》。

⑤ 隙驷不留，尺波电谢 光阴似箭也。

⑥ 生存而处华屋，零落而归山丘 言人寿有限，生虽荣华，死后亦仅是一个土馒头而已。

⑦ 晞 干也。

顾自己巳，以至壬申，历年多矣，元草未就，是天既长与以穷愁之境，而不频假以消闲之日。帝眷[①]之隆，何可恃也，良时非多，勖[②]之而已。

癸酉九月甲戌　昌邑黄元御

① 眷　器重也。

② 勖（xù 蓄）　勉也。

四圣心源后序

医学盛于上古，而衰于后世。自黄岐立法，定经脉，和药石，以治民疾，天下遵守，莫之或贰。于是有和、缓、扁鹊、文挚、阳庆、仓公之徒相继而起，各传其术，以博施当世，而方药至张仲景而立极，厥后皇甫谧、王叔和、孙思邈祖述而发扬之，起废痼，润枯弊，含生育物，绝厉消沴①，黄岐之道，于斯为盛。自唐以降，其道日衰，渐变古制，以矜新创。至于金元，刘完素为泻火之说，朱彦修作补阴之法，海内沿染，竞相传习，蔑视古经，倾议前哲，攻击同异，辩说是非，于是为河间之学者，与易水之学争，为丹溪之学者，与局方之学争。门户既分，歧途错出，纷纭扰乱，以至于今，而古法荡然矣。

夫医虽艺事，而拯疾痛，系生死，非芝菌星鸟之术，可以诡诞其辞也。阴阳有纪，五行有序，脉络有度，非博辨横议，所能推移其则也。一病之作，古今如一，非风俗政令，有时代之异也。一药之入，顺逆俄顷，非百年必世，

① 沴（lì 力） 天地四时之气反常，而危害人者。

可虚遁其说也。然而宋元以来，数百年间，人异其说，家自为法，按之往籍，则判若水火，综其会通，则背若秦越。夫岂民有异疾，药有异治哉？或俗学废古，恶旧喜新，务为变动，以结名誉，凡在学者，莫不皆然，而医其一也。故脉诀出而诊要亡，本草盛而物性异，长沙之书乱而伤寒莫治，刘朱之说行而杂病不起，天下之民，不死于病而死于医，以生人之道，为杀人之具，岂不哀哉！故凡艺或可殊途，唯医必归一致，古经俱在，良验难诬，有识之士，不能不是古而非今矣。

余少好医学，博览方籍。读黄氏《素灵微蕴》、《伤寒悬解》，其于黄岐秦张之道，若网在纲，有条不紊，于是乃求其全书，积二十年不可得。岁在己丑①，承乏馆陶②贡士张君蕴山为掖校官，得其书六种，录以畀③余，乃得究其说，而益叹其学之至精。长沙而后，一火薪传，非自尊也。

余既刊《素灵微蕴》、《伤寒悬解》、《长沙药解》，而《四圣心源》为诸书之会极，乃复校而刊之。粗举源流正变，以引伸其说。世之为医者，能读黄氏书，则推脉义而得诊法，究药解而正物性，伤寒无夭札之民，杂病无膏肓之叹。上可得黄岐秦张之精，次可通叔和思邈之说，下可除河间丹溪之弊，昭先圣之大德，作生人之大卫，不亦懿哉！若乃规

---

① 己丑　道光九年己丑，即公元1829年。

② 馆陶　山东省馆陶县。

③ 畀（bì 必）　赐也。

囿习俗，胶固师说，未遑[1]研究，骇其偏矫，失后事之良资，为下士之闻道，则非余之所敢知矣。

道光十二年[2]冬十一月　阳湖张琦

① 未遑　未及也。

② 道光十二年　公元1832年。

序

宣素不知医。辛丑[①]岁初夏，先君篴[②]楼公抱恙，群医束手。迁延三阅月，势益剧。适明府[③]龚木民以《四圣心源》一帙见示，宣受而卒读之，叹其说理精当，实为医家善本。急与医者议，仿其意制方，以希一效。而疾已大渐[④]无及，窃恨是书之不早见也！

因念人子，当父母康强时，依依承顺，辄取岐黄家言，庋[⑤]置弗观，及一旦父母有疾，非不博求医术，及弗获效，则当父母床褥痛楚，呼天号泣，欲嚼舌啮臂，以分亲痛，而不可得，亦已无如何。而医者方坐视成败，以其必不效之术，尝试于万一，竟至不讳[⑥]，则云证固不治。

呜呼！言及此痛，何如耶！昔张从正撰《儒门事亲》十五卷，盖谓儒者能明其理以事亲，当知医也。

---

① 辛丑　清道光二十一年辛丑，即公元1841年。

② 篴（dí 敌）　笛也。

③ 明府　汉魏以来，太守、牧、尹，皆称府君，或明府君，省称明府。

④ 大渐　危也。

⑤ 庋（guǐ 癸）　搁置也。

⑥ 不讳　死之婉词。

是书作于昌邑黄氏，刻于阳湖张氏①，因所传未广，爰与小楼弟校勘付梓，以广其传。区区抱恨私心，亦欲使天下仁人孝子，取是书而急读之，以善其颐养之方云尔。

道光壬寅②三月　丹徒③赵克宣竹坪序

① 张氏　指清·张琦，字翰风，号宛邻。
② 壬寅　清道光二十二年壬寅，即公元1842年。
③ 丹徒　县名，唐以前故城，在今江苏省镇江市东南。

序

先君篴楼公，辛丑夏抱恙，延医调治，仙草无灵。迨竹坪兄于木民龚明府处得《四圣心源》一编携归，与医者讨论，师其意以订方，而病已不可为矣。为人子而不知医，此愚兄弟之抱憾终天而椎心泣血者也！

伏念是编，本昌邑黄氏所著，实称善本，向曾刻于阳湖《宛邻书屋丛书》中。宛邻张氏，集丛书十有二种，除诗、古文、词外，有黄氏所著《长沙药解》、《伤寒悬解》、《素灵微蕴》，庄氏所著《慈幼二书》，并张氏自著《素问释义》诸书，而《心源》一书，尤诸书中之至粹至精者。

夫医虽小道，理极精深，用之得当，如济世之航，用之不当，如伤人之刃，可不慎欤！近世庸工，药性汤头，一经熟读，自诩通人①。及入病家，论实论虚，猜寒猜热，以人试药，莫中病情。求其观天时之变，察人事之宜，准古酌今，神而明之者，未易数觏②。此③矫其弊者，有勿药

① 通人　学识渊博之人。
② 觏（gòu 遘）　遇见也。
③ 此　兹也。

中医之说也。甚至逞其私智①，立说著书，伐阳滋阴，损人生气。种种背妄，遗祸无穷，良可慨已！纵有一二依附圣经，强为诠释，惜又穿凿附会，庞杂不精，反令古圣之道，愈解而愈晦矣。

是编宗黄帝、岐伯、越人、仲景四圣人之心传，而运以精思，达以卓论，抉天人之秘奥，阐顺逆之精微，作述相承，独标真谛，举谬悠②之说，一扫而空之，其为功岂浅鲜哉！愚兄弟不能早觏是书，以起先君之痼疾，而顾念世之人子，或有愿读是书者，爰另梓流传，以志终天之憾，且以见③事亲者之不可不知医也。竹坪兄与宜悉心校雠，付诸剞劂，谨叙其意，以为缘起云。

道光壬寅岁季春下浣④ 丹徒赵克宜小楼序

① 私智 一己之管见。

② 谬悠 荒谬而不着边际也。

③ 见（xiàn 现） 显也。

④ 下浣 下旬。

昌邑黄先生医书八种序[①]

叙曰：上古天真淳闷[②]，婴疾者少，然而黄帝、岐伯、俞跗、雷公之伦[③]，即已勤求至道，惠济寰宇，岂非风湿寒暑，天不能无偏行，疾痛痒疴，人亦何容不豫计也。三代之际，掌以专官，世宿其业，民无夭枉。秦弃旧典，术遂淆乱，扁鹊、仓公，晨星落落。至于汉末，长沙崛起，上承往圣，药乃有宗。魏晋六朝，叔和、张之隐、居翊之微有发明，未言枢辖。唐宋而降，源远末分，比之江同出岷，而支别三千，浅深泛滥，难以概焉。

国朝昌邑黄氏，慨念医术纷歧，斯道将坠，一以黄、岐、卢、张四圣为标准，于是有《四圣心源》、《素灵微蕴》、《四圣悬枢》之作。又念长沙二书，钻仰虽多，明晦尚半，于是又有《伤寒悬解》、《伤寒说意》、《金匮悬解》之作。《神农本草》，不见《汉志》，中间地名，颇杂后代，

① 昌邑黄先生医书八种序　原不载，据闽本补。

② 淳闷　质朴而宽宏也。

③ 伦　辈也。

病其非真，不无贻误，乃复因①长沙所用之品，推求功用，为《长沙药解》四卷。有未备者，别绎《大观本草》诸书，补之为《玉楸药解》八卷。

八种之书，昔远词文，义闳体博，末学粗工，卒难寻究。昧者未睹玄微，略循枝叶，辄疑黄氏意主扶阳，不无偏胜。不知黄氏之言曰：足太阴以湿土主令，足阳明从燥金化气，是以阳明之燥不敌太阴之湿，及其病也，胃阳衰而脾阴旺，湿居八九。胃主降浊，脾主升清，湿则中气不运，升降反作，清阳下陷，浊阴上逆，人之衰老病死，莫不由此，以故医家之药，首在中气。中气在二土之交，土生于火而火灭于水，火盛则土燥，水盛则土湿，泻水补火，抑阴扶阳，使中气轮转，清浊复位，却病延年，莫妙于此。此黄氏之微言也，神而明之，讵有偏胜患乎！

八种之书，刻于张氏《宛邻丛书》② 四种③，余四种，无刻本。铭虑其久将佚也，幕友④江右杨舍人⑤希闵录有全本，因更校刻，以广其传。上士十载悟玄，下士见之，以为尚白，书之美恶，在人自领，何能相贷⑥为缕陈乎。

---

① 因　沿袭也。

② 《宛邻丛书》　全称《宛邻书屋丛书》。张琦，号宛邻，其在北京创建之书室曰“宛邻书屋”。《宛邻书屋丛书》，系该书室所刻之丛书也。

③ 四种　指《四圣心源》、《伤寒悬解》、《长沙药解》、《素灵微蕴》。

④ 幕友　原指将帅幕府中之参谋、书记等，后用为地方军政官员延聘办理文书、刑名、钱谷等佐理人员之通称，此指后者。

⑤ 舍人　私属官也。

⑥ 贷　预也。

黄氏尚有《素问悬解》、《灵枢悬解》、《难经悬解》，见《四库提要》目[1]中。今访未得，殆佚遗矣。

咸丰十一年[2]四月一日　长沙徐树铭

① 《四库提要》目　即《四库全书总目提要》存目。
② 咸丰十一年　咸丰十一年辛酉，即公元1861年。

序[①]

呜呼！医学之坏，至今日而极矣。其鬻[②]术者无论也，即有一二嗜古之士，欲以涉猎方书，研求医理，而谬种流传，往往守一先生之言，以为标准。俗学茫昧[③]，千手一律，杀人如麻，不可殚记。有诘而难之者，曰：吾之学，朱、张、刘、李之学也，吾之方，固出自景岳《八阵》、叶氏《指南》之所传也，然而不愈者，有命焉，非医之咎也。噫！虽予亦以为非医之咎也，何则？彼其耳目锢蔽已深，性灵汩没[④]日久，虽欲自拔而不能，亦大可哀也已[⑤]。

余自束发，侍先父母疾，即喜翻阅医书。初师喻嘉言昌，又师陈修园念祖，十年无所得。道光戊申[⑥]，江西陈广敷溥以玉楸黄先生《医书八种》抄本相饷。其源不尽出自医家，而自唐以后，谈医者莫之能及，二千年不传之绝学，

① 序　原不载，据蜀本补。
② 鬻（yù 育）　卖也。
③ 茫昧　幽昧不明也。
④ 汩没　埋没也。
⑤ 已　用如“矣”字。《书·洛浩》：“公定，予往已。”
⑥ 道光戊申　道光二十八年戊申，即公元1848年。

至是始得其真。爰取《四圣心源》、《素灵微蕴》，锓板行世，一时医风，翕然丕变。

今湘乡左君菊农继明，毅然以昌明医学为己任，费缗钱[①]一千有奇，重刊其全部，而以校雠之役相属，其嘉惠来学之心，可谓勤矣。夫菊农亦尝从事于朱、张、刘、李、景岳《八阵》、叶氏《指南》之说者，而一旦弃之如遗，何今之自命为名医者，先入以为主，抵死而不悟！读此书曾不汗流浃背，一发其羞恶是非之良，不亦颠乎！

或曰：朱、张、刘、李，古大家也，张景岳、叶天士，亦近今之名手也，斯与黄氏，优劣恶[②]从而辨之？不知黄氏所传者，黄帝、岐伯、越人、仲景四圣之心法，彼则背而驰焉。异端曲学[③]，足以害道，辞而辟之，大声疾呼，吾党之责也。譬之儒家，《素问》、《灵枢》，医之六经也，《伤寒》、《金匮》，医之四子书也。若黄氏之羽翼仲景，方[④]之诸[⑤]子，何多让焉！

宗黄氏即以宗仲景，不宗仲景，黄岐之法不立，不宗黄氏，仲景之法不明。昌黎有言：非三代两汉之书不敢读。段师琵琶，须不近乐器，十年乃可授。吾愿世之好学深思者，将后世一切非圣之书，视之如洪水猛兽，而一以仲景为归，涵濡既

---

① 缗（mín 珉）钱　以绳穿连成串的钱，即贯钱。

② 恶（wū 污）　何也。《广韵》：“恶，何也。”

③ 曲学　非正统之学也。

④ 方　比也。

⑤ 诸　原作“朱”，音近之误，据上下文义改。

久，渐渍而化焉。若涉迷津，臻彼岸，导歧路，骋康庄，有不自旋其面目，而捐弃故伎[①]，如菊农之勇者，无是人也。

黄氏尚有《周易悬象》[②]、《素问悬解》、《灵枢悬解》若干卷，《四库全书提要》存目中已著录。闻其昌邑裔孙珍藏甚密，傥更有大力者搜而传之，于以康济群生，补救劫运，岂非医林之盛事哉！

同治元年[③]四月朔日　湘潭后学欧阳兆熊序

① 伎　通“技”。

② 《周易悬象》　原作《周易悬解》，据《四库全书总目提要》、《昌邑县志》改。

③ 同治元年　同治元年壬戌，即公元1862年。

序[1]

余癸亥[2]在资州，患失眠疾，医者言，人人殊，各尽所学，迄未霍然。甲子[3]因公赴长沙，遇左君继明，为治颇效。见其为人主方辄有验，询之始知寝馈于《黄氏医书》者有年。其书理明辞达，迥异诸家，因携以入蜀。

乙丑[4]秋，权[5]渝郡锡韦卿观察及同官诸君子咸善是书，相与醵金[6]镂版[7]，以广其传。至是告成，爰弁[8]数言，以志缘起。

同治丙寅[9]八月　长沙黄济识

① 序　原不载，据蜀本补。

② 癸亥　同治二年癸亥，即公元1863年。

③ 甲子　同治三年甲子，即公元1864年。

④ 乙丑　同治四年乙丑，即公元1865年。

⑤ 权　摄官曰权。

⑥ 醵金　凑钱也。

⑦ 镂版　即雕版。唐以前，凡书籍皆为写本。敦煌出土之《金刚经》，题有“咸通九年四月十五日王玠为二亲敬造普施”，为迄今发现之世界最早著明确实年月的镂版成品。

⑧ 弁　冠也。

⑨ 同治丙寅　同治五年丙寅，即公元1866年。

黄氏遗书序[①]

医者，生人之术也，不善用之，则之生而之死。昔仲景痛宗族之沦亡，患医者之不研求经旨，著《伤寒》、《金匮》诸书，方术家奉为神明，竞相祖述。顾[②]其文词简古，理解深微，猝难寻求，又为王叔和乱其篇第，旨趣隔越，加以庸工罔识，私智穿凿，别立异说，枝叶横生，讹谬百出，遂使学者去此昭昭，即彼昏昏，几成痼疾。盖自宋元以来，斯道榛芜[③]极矣。

国朝龙兴[④]，间运遂开，古来绝学，自晦昧而就高明，如日再中。即方术一家，亦骎骎[⑤]乎抗衡往哲，标准来兹[⑥]。若吴江徐灵胎、钱塘张隐庵、吴门叶天士、闽中陈修园诸人，皆有廓清推[⑦]陷之功，羽翼阐扬之力，而集其大成者，尤推昌邑黄坤载先生。

① 黄氏遗书序　原不载，据蜀本补。
② 顾　但也。
③ 榛芜　荒废也。
④ 龙光　新王朝之兴起也。
⑤ 骎骎　疾速也。
⑥ 来兹　今后也。
⑦ 推　举也。

先生著书，以地元[1]为主，以扶阳抑阴为义。窥其旨趣，盖原本大《易》，合符《河》、《洛》、约契《参同》，所谓阴阳会通，玄冥幽微者。于仲景之学，不啻亲承謦咳[2]而面聆绪言也。

夫死病而药生之，医莫不有是心也，乃生病而药死之，夫岂医者之本意，抑亦误于其所读之书而已。先生痛心疾首于谬种之流传，而独以超悟析此微言，其有功于仲景岂鲜哉，抑其有德于生民岂有涯涘[3]哉！

彭器之观察[4]，服膺[5]是书，谋锓版于蜀，以广其传，并丐余一言以为重。余惟先生之书，凡有识者，皆知其不可祧[6]，特恐学者袭谬承讹，不肯捐弃故技，故特表章之，庶几知所从事云尔。

时同治七年[7]岁在戊辰八月之吉[8]　完颜崇实序

---

① 地元　坤元也。
② 謦咳　喻谈笑也。
③ 涯涘　边际也。
④ 观察　清代道员之俗称。
⑤ 服膺　衷心信服也。
⑥ 祧　超越也。
⑦ 同治七年　同治七年戊辰，即公元1868年。
⑧ 八月之吉　八月初一也。

重刻黄氏遗书序[1]

昌邑黄坤载先生，学究天人，湛深《易》理，其精微之蕴，托医术以自见。著《伤寒悬解》、《金匮悬解》、《伤寒说意》、《长沙药解》、《玉楸药解》、《四圣心源》、《四圣悬枢》、《素灵微蕴》等书，凡八种。一扫积蒙，妙析玄解，自仲景以后，罕有伦比。其宗旨言：中皇转运，冲气布濩[2]，水木宜升，金火宜降而已。

盖乾坤之运，一阖一辟，阴阳之用，一消一长，《易》道易简，理固如是，即医亦岂有殊理哉！且惟圣人，为能法天，自大贤以下，则皆法地，夫岂不用天，天在地中故也。黄泉黑壤，深潜九幽，而一阳自地而发生，五行附地而旋转，而变化裁成之道在此矣。余尝取先生所言，证之《灵枢》、《素问》及《伤寒》、《金匮》诸书，意皆符合，特古人未尝显言，至先生始揭其秘耳。

先生虚明研虑，尝自负古人无双。曩[3]时读仲景书，几乎一字不解，迨其后一旦大悟，遂成此八种。夫以先生之

① 重刻黄氏遗书序　原不载，据蜀本补。

② 布濩　散布也。

③ 曩（nǎng 攮）　往昔也。

虚明，而犹有所不解，其不解，殆非犹夫人之不解矣。以先生之研虑，而犹有待于悟，其所悟，殆非犹夫人之所悟矣。乃至于既悟而所言之理，固犹夫人之所知也，然不能不推先生为独知。

《老子》曰：知常曰明。又曰：上士闻道，勤而行之，中士闻道，若存若亡，下士闻道，大笑之，不笑之，不足为道。然则读先生是书者，可于此而得其微意所在矣。夫《易》言天道，而寄其用于卜筮，先生明《易》，而著其理于医术，天下事何浅之非深，何远之非近，岂独医为然哉！

器之观察将刻是书，嘉惠[①]学者，以复初略尝从事于此，属为序言，爰述大旨。至其精微所在，不可得而陈也。

同治七年岁次戊辰九月之吉　吴郡顾复初序

① 嘉惠　施惠也。

重刻黄氏医书序①

古今医书，汗牛充栋，读不胜读，尤刻不甚刻也。不善读者，狃于所习，失之于偏，则其误犹在一己，不善刻者，茫无所择，失之于滥，则其害将遍天下。夫刻书者岂尝有意贻害哉，其心方以著书立说皆有利于人世，而讵②知适以成害耶。且天地间之可以生人者，无不可以杀人者也。圣人体天地好生之心，制为种种生人之具，后世寖失其意，遂往往至于杀人，兵刑其大端，而医术则亦非细故也。

上古医药未兴，其民多寿，后世方书日繁，其民多夭，其故何哉？盖医药非所以生人，特补天地之或有所憾，而人乃恃有医药，每无疾而致疾，有疾而又不慎其疾，此杀人之所以多也。夫神农著《本草》，而后世读《本草》者，辄各主所见，其说不同。越人著《难经》，而读《难经》者，复不求甚解，而其旨益晦。圣人以生人之心著书，故其书一而精，世人以售术之心著书，故其书驳而辩。彼浅陋者勿论已，即专门名家，赫赫在人耳目者，亦不免有自

① 重刻黄氏医书序　原不载，据蜀本补。

② 讵　岂也。

炫其术之见。此仲景氏《金匮》一书，能以生人为心，故遂独有千古。而昌邑黄氏宗之，微言创义，畅发其旨，亦可谓独得千古之秘者矣。顾其书不甚传，阳湖张氏求其全集，积二十年乃得刊行于世，于是远近始稍有知之者。

夫学儒不宗六经，而好骋①百氏之说，其学卑，习医不宗仲景，而墨守一家之言，其术谬。譬如圣人制兵与刑，辟②以止辟，刑期③无刑，皆生人之心也。自姑息之政行，严酷之吏起，而生意凋敝矣。

予既读黄氏之书，而犹恐其行之不远也，复命次儿汝琮锓版多印，以寄四方。愿好言医者，家置一编，即欲藉以售术，亦庶几不失宗旨也夫。

同治七年十二月　江夏彭崧毓撰

---

① 骋（chěng 逞）　发挥也。

② 辟　处罚也。

③ 期　希望也。

目 录

卷一 四圣心源

昌邑黄元御坤载著

昔在黄帝，咨于岐伯，作《内经》，以究天人之奥。其言曰：善言天者，必有验于人。然则善言人者，必有验于天矣。天人一也，未识天道，焉知人理！

慨自越人、仲景而后，秘典弗著，至教无传。叹帝宰之杳茫，怅民义之幽深，徒托大象[①]，不测其原，空抚渺躬[②]，莫解其要。人有无妄之疾，医乏不死之方，群称乳虎[③]，众号苍鹰。哀彼下泉之人，念我同门之友，作天人解。

天人解

阴阳变化

阴阳未判，一气混茫。气含阴阳，则有清浊，清则浮升，浊则沉降，自然之性也。升则为阳，降则为阴，阴阳

① 大象　宇宙间一切事物之本原。
② 躬　犹"己"也。
③ 乳虎　育子之母虎，性尤凶猛。

异位，两仪[1]分焉。清浊之间，是谓中气，中气者，阴阳升降之枢轴，所谓土也。

枢轴运动，清气左旋，升而化火，浊气右转，降而化水，化火则热，化水则寒。方其半升，未成火也，名之曰木。木之气温，升而不已，积温成热，而化火矣。方其半降，未成水也，名之曰金。金之气凉，降而不已，积凉成寒，而化水矣。

水、火、金、木，是名四象[2]。四象即阴阳之升降，阴阳即中气之浮沉。分而名之，则曰四象，合而言之，不过阴阳。分而言之，则曰阴阳，合而言之，不过中气所变化耳。

四象轮旋，一年而周。阳升于岁半之前，阴降于岁半之后。阳之半升则为春，全升则为夏，阴之半降则为秋，全降则为冬。春生夏长，木火之气也，故春温而夏热。秋收冬藏，金水之气也，故秋凉而冬寒。土无专位，寄旺于四季之月，各十八日，而其司令之时，则在六月之间。土合四象，是谓五行也。

五行生克

五行之理，有生有克，木生火，火生土，土生金，金生水，水生木，木克土，土克水，水克火，火克金，金克

---

① 两仪　天地。

② 四象　四时之象也。

木。其相生相克，皆以气而不以质也，成质则不能生克矣。

盖天地之位，北寒、南热、东温、西凉。阳升于东，则温气成春，升于南，则热气成夏，阴降于西，则凉气成秋，降于北，则寒气成冬。春之温生夏之热，夏之热生秋之凉，秋之凉生冬之寒，冬之寒生春之温。土为四象之母，实生四象，曰火生土者，以其寄宫在六月火令之后，六月湿盛，湿为土气也。其实水火交蒸，乃生湿气，六月之时，火在土上，水在土下，寒热相逼，是以湿动。湿者，水火之中气，土寄位于西南，南热而西凉，故曰火生土，土生金也。

相克者，制其太过也。木性发散，敛之以金气，则木不过散，火性升炎，伏之以水气，则火不过炎，土性濡湿，疏之以木气，则土不过湿，金性收敛，温之以火气，则金不过收，水性降润，渗之以土气，则水不过润，皆气化自然之妙也。

脏腑生成

人与天地相参也。阴阳肇基，爰有祖气，祖气者，人身之太极[①]也。祖气初凝，美恶攸分，清浊纯杂，是不一致，厚薄完缺，亦非同伦，后日之灵蠢寿夭，贵贱贫富，悉于此判，所谓命秉于生初也。

祖气之内，含抱阴阳，阴阳之间，是谓中气，中者，土也。土分戊己，中气左旋，则为己土，中气右转，则为

① 太极　指原始混沌之气。

戊土，戊土为胃，己土为脾。己土上行，阴升而化阳，阳升于左，则为肝，升于上，则为心。戊土下行，阳降而化阴，阴降于右，则为肺，降于下，则为肾。肝属木而心属火，肺属金而肾属水。是人之五行也。

五行之中，各有阴阳，阴生五脏，阳生六腑。肾为癸水，膀胱为壬水，心为丁火，小肠为丙火，肝为乙木，胆为甲木，肺为辛金，大肠为庚金。五行各一，而火分君相，脏有心主相火之阴，腑有三焦相火之阳也。

气血原本

肝藏血，肺藏气，而气原于胃，血本于脾。盖脾土左旋，生发之令畅，故温暖而生乙木，胃土右转，收敛之政行，故清凉而化辛金。午半阴生，阴生则降，三阴右降，则为肺金，肺金即心火之清降者也，故肺气清凉而性收敛。子半阳生，阳生则升，三阳左升，则为肝木，肝木即肾水之温升者也，故肝血温暖而性生发。肾水温升而化木者，缘己土之左旋也，是以脾为生血之本。心火清降而化金者，缘戊土之右转也，是以胃为化气之原。

气统于肺，凡脏腑经络之气，皆肺气[①]之所宣布也，其在脏腑则曰气，而在经络则为卫。血统于肝，凡脏腑经络之血，皆肝血之所流注也，其在脏腑则曰血，而在经络则

① 气　原作“金”，诸本均同，据上下文义、下文“皆肝血之所流注也”改。

为营。营卫者，经络之气血也。

精神化生

肝血温升，升而不已，温化为热，则生心火。肺气清降，降而不已，清化为寒，则生肾水。水之寒者，五脏之悉凝也，阴极则阳生，故纯阴之中，又含阳气。火之热者，六腑之尽发也，阳极则阴生，故纯阳之中，又胎阴气。阴中有阳，则水温而精盈，阳中有阴，则气清而神旺。

神发于心，方其在肝，神未旺也，而已现其阳魂。精藏于肾，方其在肺，精未盈也，而先结其阴魄。《素问》：随神往来者谓之魂，并精出入者谓之魄。盖阳气方升，未能化神，先化其魂，阳气全升[①]，则魂变而为神。魂者，神之初气，故随神而往来。阴气方降，未能生精，先生其魄，阴气全降，则魄变而为精。魄者，精之始基，故并精而出入也。

形体结聚

肝主筋，其荣爪，心主脉，其荣色，脾主肉，其荣唇，肺主皮，其荣毛，肾主骨，其荣发。凡人之身，骨以立其体干，筋以束其关节，脉以通其营卫，肉以培其部分，皮以固其肌肤。

皮毛者，肺金之所生也，肺气盛则皮毛致密而润泽。肌肉者，脾土之所生也，脾气盛则肌肉丰满而充实。脉络

① 升　原作“生”，诸本均同，音近之误，据下文“阴气全降”改。

者，心火之所生也，心气盛则脉络疏通而条达。筋膜者，肝木之所生也，肝气盛则筋膜滋荣而和畅。髓骨者，肾水之所生也，肾气盛则髓骨坚凝而轻利。五气皆备，形成而体具矣。

五官开窍

肝窍于目，心窍于舌，脾窍于口，肺窍于鼻，肾窍于耳。五脏之精气，开窍于头上，是谓五官。

手之三阳，自手走头，足之三阳，自头走足，头为手足六阳之所聚会。五脏阴也，阴极生阳，阳性清虚而亲上，清虚之极，神明出焉。五神发露，上开七窍，声色臭味，于此攸辨。

官窍者，神气之门户也。清阳上升，则七窍空灵，浊阴上逆，则五官窒塞。清升浊降，一定之位。人之少壮，清升而浊降，故上虚而下实，人之衰老，清陷而浊逆，故下虚而上实。七窍之空灵者，以其上虚，五官之窒塞者，以其上实。其实者，以其虚也，其虚者，以其实也。

五气分主

肝属木，其色青，其臭臊，其味酸，其声呼，其液泣。心属火，其臭焦，其味苦，其声笑，其液汗，其色赤。脾属土，其味甘，其声歌，其液涎，其色黄，其臭香。肺属金，其声哭，其液涕，其色白，其臭腥，其味辛。肾属水，其液唾，其色黑，其臭腐，其味咸，其声呻。

盖肝主五色，五脏之色，皆肝气之所入也，入心为赤，入脾为黄，入肺为白，入肾为黑。心主五臭，五脏之臭，皆心气之所入也，入脾为香，入肺为腥，入肾为腐，入肝为臊。脾主五味，五脏之味，皆脾气之所入也，入肺为辛，入肾为咸，入肝为酸，入心为苦。肺主五声，五脏之声，皆肺气之所入也，入肾为呻，入肝为呼，入心为言，入脾为歌。肾主五液，五脏之液，皆肾气之所入也，入肝为泪，入心为汗，入脾为涎，入肺为涕。

五味根原

木曰曲直，曲直作酸。火曰炎上，炎上作苦。金曰从革，从革作辛。水曰润下，润下作咸。土爰稼穑，稼穑作甘[①]。火性炎上，上炎则作苦。水性润下，下润则作咸。木性升发，直则升而曲则不升，郁而不升，是以作酸。金性降敛，从则降而革则不降，滞而不降，是以作辛。使坎离交姤[②]，龙虎回环，则火下炎而不苦，水上润而不咸，木直升而不酸，金从降而不辛。

金木者，水火所由以升降也。木直则肾水随木而左升，金从则心火随金而右降，木曲而不直，故肾水下润，金革而不从，故心火上炎。而交济水火，升降金木之权，总在于土。土者，水火金木之中气，左旋则化木火，右转则化金水，实四象之父母也。不苦、不咸、不酸、不辛，是以

---

① 木曰曲直……稼穑作甘　语出《尚书·洪范篇》。

② 姤（gòu 构）　结合也。

味甘。己土不升，则水木下陷，而作酸咸，戊土不降，则火金上逆，而作苦辛。缘土主五味，四象之酸苦辛咸，皆土气之中郁也。

四象之内，各含土气，土郁则传于四脏，而作诸味。调和五脏之原，职在中宫也。

五情缘起

肝之气风，其志为怒。心之气热，其志为喜。肺之气燥，其志为悲。肾之气寒，其志为恐。脾之气湿，其志为思。盖阳升而化火则热，阴降而化水则寒。离火上热，泄而不藏，敛之以燥金，则火交于坎府，坎水下寒，藏而不泄，动之以风木，则水交于离宫。木生而火长，金收而水藏。当其半生，未能茂长，则郁勃而为怒，既长而神气畅达，是以喜也。当其半收，将至闭藏，则牢落[1]而为悲，既藏而志意幽沦，是以恐也。

物情乐升[2]而恶降，升为得位，降为失位。得位则喜，未得则怒，失位则恐，将失则悲，自然之性如此，其实总土气之回周而变化也。

己土东升，则木火生长，戊土西降，则金水收藏，生长则为喜怒，收藏则为悲恐。若轮枢莫运，升降失职，喜怒不生，悲恐弗作，则土气凝滞，而生忧思。

---

① 牢落　孤寂也。

② 升　原作"生"，音近之误，据下文"升为得位"、闽本、蜀本、集成本、石印本改。

心之志喜，故其声笑，笑者，气之升达而酣适也。肾之志恐，故其声呻，呻者，气之沉陷而幽郁也。肝之志怒，故其声呼，呼者，气方升而未达也。肺之志悲，故其声哭，哭者，气方沉而将陷也。脾之志忧，故其声歌，歌者，中气结郁，故长歌以泄怀也。

精华滋生

阴生于上，胃以纯阳而含阴气，有阴则降，浊阴[①]下降，是以清虚而善容纳。阳生于下，脾以纯阴而含阳气，有阳则升，清阳上升，是以温暖而善消磨。水谷入胃，脾阳磨化，渣滓下传，而为粪溺，精华上奉，而变气血。

气统于肺，血藏于肝，肝血温升，则化阳神，肺气清降，则产阴精。五脏皆有精，悉受之于肾，五脏皆有神，悉受之于心，五脏皆有血，悉受之于肝，五脏皆有气，悉受之于肺，总由土气之所化生也。土爱稼穑，稼穑作甘，谷味之甘者，秉土气也。五谷香甘，以养脾胃，土气充盈，分输四子。己土左旋，谷气归于心肺，戊土右转，谷精归于肾肝。脾胃者，仓廪之官，水谷之海，人有胃气则生，绝胃气则死。胃气即水谷所化，食为民天[②]，所关非细也。

糟粕传导

水谷入胃，消于脾阳。水之消化，较难于谷。缘脾土

---

① 阴　原作“气”，据下文“清阳上升”、蜀本改。
② 食为民天　即“民以食为天”，语出《史记·郦生传》。

磨化，全赖于火，火为土母，火旺土燥，力能克水，脾阳蒸动，水谷精华，化为雾气，游溢而上，归于肺家，肺金清肃，雾气降洒，化而为水，如釜水沸腾，气蒸为雾也。

气化之水，有精有粗，精者入于脏腑而为津液，粗者入于膀胱而为溲溺。溲溺通利，胃无停水，糟粕后传，是以便干。

《灵枢·营卫生会》：上焦如雾，中焦如沤，下焦如渎。气水变化于中焦，沤者，气水方化，而未盛也，及[1]其已化，则气腾而上，盛于胸膈，故如雾露，水流而下，盛于膀胱，故如川渎。川渎之决，由于三焦，《素问·灵兰秘典》：三焦者，决渎之官，水道出焉。

盖三焦之火秘，则上温脾胃而水道通，三焦之火泄，则下陷膀胱而水窍闭。《灵枢·本输》：三焦者，足太阳少阴之所将，太阳之别也，上踝五寸，别入贯腨肠，出于委阳，并太阳之正，入络膀胱，约下焦，实则闭癃，虚则遗溺。以水性蛰藏，太阳寒水蛰藏，三焦之火秘于肾脏，则内温而外清。水府清通，上窍常开，是以气化之水渗于膀胱，而小便利。若太阳寒水不能蛰藏，三焦之火泄于膀胱，膀胱热癃，水窍不开，脾胃寒郁，但能消谷，不能消水，水不化气上腾，爰与谷滓并入二肠，而为泄利。泄利之家，水入二肠而不入膀胱，是以小便不利。所谓实则闭癃者，

① 及　原作“既”，音近之误，据上下文义、闽本、蜀本改。

三焦之火泄于膀胱也。

经脉[①]起止

胆、胃、大肠、小肠、三焦、膀胱，是谓六腑，肝、心、脾、肺、肾、心包，是谓六脏，六脏六腑，是生十二经。经有手足不同，阳明大肠、太阳小肠、少阳三焦，是谓手之三阳经，阳明胃、太阳膀胱、少阳胆，是谓足之三阳经，太阴脾、少阴肾、厥阴肝，是谓足之三阴经，太阴肺、少阴心、厥阴心主，是谓手之三阴经。

手之三阳，自手走头。手阳明，自次指，出合谷，循臂上廉，上颈，入下齿，左之右，右之左，上挟鼻孔。手太阳，自小指，从手外侧循臂下廉，上颈，至目内眦。手少阳，自名指[②]，循手表，出臂外，上颈，至目锐眦。三经皆自臂外而走头，阳明在前，太阳在后，少阳在中。

足之三阳，自头走足。足阳明行身之前，自鼻之交頞，循喉咙，入缺盆，下乳，挟脐，循胫外，入大指次指。足太阳行身之后，自目内眦，上额，交巅，下项，挟脊，抵腰，贯臀，入腘中，出外踝，至小指。足少阳行身之侧，自目锐眦，从耳后下颈，入缺盆，下胸，循胁，从膝外廉出外踝，入名指[③]。三经皆自腿外而走足，阳明在前，太阳在后，少阳在中。

---

① 脉 原作“络”，诸本均同，据目录、本章正文改。

② 名指 指手无名指。

③ 名指 指足无名趾。

足之三阴，自足走胸。足太阴行身之前，自大指，上内踝，入腹，上膈。足少阴行身之后，自小指，循内踝，贯脊，上膈，注胸中。足厥阴行身之侧，自大指，上内踝，抵小腹，贯膈，布胁肋。三经皆自腿里而走胸，太阴在前，少阴在后，厥阴在中。

手之三阴，自胸走手。手太阴，自胸，出腋下，循臑内前廉，入寸口，至大指。手少阴，自胸，出腋下，循臑内后廉，抵掌后，至小指。手厥阴，自胸，出腋下，循臑内，入掌中，至中指。三经皆自臂里而走手，太阴在前，少阴在后，厥阴在中。

手三阳之走头，足三阳之走足，皆属其本腑而络其所相表里之脏，足三阴之走胸，手三阴之走手，皆属其本脏而络其所相表里之腑。手阳明与手太阴为表里，足阳明与足太阴为表里，手太阳与手少阴为表里，足太阳与足少阴为表里，手少阳与手厥阴为表里，足少阳与足厥阴为表里。六阳六阴，分行于左右手足，是谓二十四经也。

奇经部次

奇经八脉，督、任、冲、带、阳跷、阴跷、阳维、阴维。督脉行于身后，起于下极之腧，并入脊里，上至风府，入属于脑，诸阳之纲也。任脉行于身前，起于中极之下，循腹里，上关元，入目，络舌，诸阴之领也。冲脉起于气冲，并足少阴，挟脐上行，至胸中而散，诸经之海也。带脉起于季胁，回身一周，环腰如带，诸经之约也。阳跷起于跟中，循外踝上行，入于风池，主左右之阳也。阴跷起于跟中，循内踝上行，交贯冲脉，主左右之阴也。阳维起于诸阳会，维络于身，主一身之表也。阴维起于诸阴交，维络于身，主一身之里也。阳跷、阳维者，足太阳之别。阴跷、阴维者，足少阴之别。

凡此八脉者，经脉之络也。经脉隆盛，入于络脉，络脉满溢，不拘于经，内溉脏腑，外濡腠理，别道自行，谓之奇经也。

营气运行

水谷入胃，化生气血。气之慓悍者，行于脉外，命之曰卫。血之精专者，行于脉中，命之曰营。

营卫运行，一日一夜，周身五十度。人一呼，脉再动，一吸，脉再动，呼吸定息，脉五动，闰以太息，脉六动。一息六动，人之常也。一动脉行一寸，六动脉行六寸。

《灵枢·脉度》：手之六阳，从手至头，长五尺，五六三丈。手之六阴，从手至胸，长三尺五寸，三六一丈八尺，五六三尺，合二丈一尺。足之六阳，从足至头，长八尺，六八四丈八尺。足之六阴，从足至胸，长六尺五寸，六六三丈六尺，五六三尺，合三丈九尺。跷脉从足至目，长七尺五寸，二七一丈四尺，二五一尺，合一丈五尺。督脉、任脉，长四尺五寸，二四八尺，二五一尺，合九尺。凡都合一十六丈二尺。平人一日一夜一万三千五百息，一息脉行六寸，十息脉行六尺。一日百刻，一刻一百三十五息，人气半周于身，脉行八丈一尺，两刻二百七十息，人气一周于身，脉行十六丈二尺，百刻一万三千五百息，人气五十周于身，脉行八百一十丈。

营气之行也，常于平旦寅时，从手太阴之寸口始。自手太阴注手阳明，足阳明注足太阴，手少阴注手太阳，足太阳注足少阴，手厥阴注手少阳，足少阳注足厥阴，终于两跷、督、任，是谓一周也。二十八脉，周而复始，阴阳相贯，如环无端。五十周毕，明日寅时，又会于寸口。此营气之度也。

卫气出入

卫气昼行阳经[①]二十五周，夜行阴脏二十五周。

卫气之行也，常于平旦寅时从足太阳之睛明始，睛明在目之内眦足太阳之穴也。平旦阳气出于目，目张则气上行于头，循项，下足太阳，至小指之端。别入目内眦，下手太阳，至小指之端。别入目锐眦，下足少阳，至小指次指之端，上循手少阳之分侧，下至名指[②]之端。别入耳前，下足阳明，至中指之端。别入耳下，下手阳明，至次指之端。其至于足也，入足心，出内踝，下入足少阴经。阴跷者，足少阴之别，属于目内眦，自阴跷而复合于目，交于足太阳之睛明，是谓一周。如此者二十五周，日入阳尽，而阴

---

① 经 原作“气”，据下文“夜行阴脏”及闽本、蜀本、集成本改。

② 名指 指手无名指。

受气矣，于是内入于阴脏。其入于阴也，常从足少阴之经而注于肾，肾注于心，心注于肺，肺注于肝，肝注于脾，脾复注于肾，是谓一周。如此者二十五周，平旦阴尽，而阳受气矣，于是外出于阳经。其出于阳也，常从肾至足少阴之经，而复合于目。卫气入于阴则寐，出于阳则寤。一日百刻，周身五十。此卫气之度也。

《难经》营卫相随之义，言营行脉中，卫行脉外，相附而行，非谓其同行于一经也。

卷二 四圣心源

昌邑黄元御坤载著

内外感伤，百变不穷，溯委穷源，不过六气，六气了彻，百病莫逃，义至简而法至精也。仲景既没，此义遂晦，寒热错讹，燥湿乖谬，零素雪于寒泉，飘温风于阳谷，以水益水而愈深，以火益火而弥热。生灵夭札，念之疚心，作六气解。

六气解

六气名目

厥阴风木	足厥阴肝	乙木
	手厥阴心主	相火
少阴君火	手少阴心	丁火
	足少阴肾	癸水
少阳相火	手少阳三焦	相火
	足少阳胆	甲木
太阴湿土	足太阴脾	己土
	手太阴肺	辛金

阳明燥金	手阳明大肠	庚金
	足阳明胃	戊土
太阳寒水	足太阳膀胱	壬水
	手太阳小肠	丙火

六气从化

天有六气，地有五行，六气者，风、热、暑、湿、燥、寒，五行者，木、火、土、金、水。在天成象，在地成形，六气乃五行之魂，五行即六气之魄。人为天地之中气，秉天气而生六腑，秉地气而生五脏。六气五行，皆备于人身，内伤者，病于人气之偏，外感者，因天地之气偏，而人气感之。

内外感伤，总此六气。其在天者，初之气，厥阴风木也，在人则肝之经应之。二之气，少阴君火也，在人则心之经应之。三之气，少阳相火也，在人则三焦之经应之。四之气，太阴湿土也，在人则脾之经应之。五之气，阳明燥金也，在人则大肠之经应之。六之气，太阳寒水也，在人则膀胱之经应之。

天人同气也，经有十二，六气统焉。足厥阴以风木主令，手厥阴火也，从母化气而为风。手少阳以相火主令，足少阳木也，从子化气而为暑。手少阴以君火主令，足少阴水也，从妻化气而为热。足太阳以寒水主令，手太阳火也，从夫化气而为寒。足太阴以湿土主令，手太阴金也，从母化气而为湿。手阳明以燥金主令，足阳明土也，从子化气而为燥。

盖癸水上升，而化丁火，故手少阴以君火司气，而足少阴癸水在从化之例。丙火下降，而化壬水，故足太阳以寒水当权，而手太阳丙火在奉令之条。木之化火也，木气方盛，而火气初萌，母强子弱，故手厥阴以相[①]火而化气于风木。火气既旺，而木气已虚，子壮母衰，故足少阳以甲木而化气于相火。土之化金也，土气方盛，而金气初萌，母强子弱，故手太阴以辛金而化气于湿土。金气方旺，而土气已虚，子壮母衰，故足阳明以戊土而化气于燥金。母气用事，子弱未能司权，则子从母化，子气用事，母虚不能当令，则母从子化，所谓将来者进，成功者退，自然之理也。

六气偏见

人之六气，不病则不见，凡一经病，则一经之气见。平人六气调和，无风、无火、无湿、无燥、无热、无寒，故一气不至独见，病则或风、或火、或湿、或燥、或寒、或热，六气不相交济，是以一气独见。如厥阴病则风盛，少阴病则热盛，少阳病则暑盛，太阴病则湿盛，阳明病则燥盛，太阳病则寒盛也。

以此气之偏盛，定缘彼气之偏虚。如厥阴风盛者，土金之虚也。少阴热盛、少阳暑盛者，金水之虚也。太阴湿

---

① 相　原作“丁”，据上节“六气名目”、闽本、蜀本、集成本改。

盛者，水木之虚也。阳明燥盛者，木火之虚也。太阳寒盛者，火土之虚也。以六气之性，实则克其所胜而侮所不胜，虚则己所不胜者乘之，而己所能胜者亦来侮之也。

究之一气之偏盛，亦缘于虚。厥阴能生，则阳气左升而木荣，其风盛者，生意之不遂也。少阴能长，则君火显达而上清，其热盛者，长气之不旺也。阳明能收，则阴气右降而金肃，其燥盛者，收令之失政也。太阳能藏，则相火闭蛰而下暖，其寒盛者，藏气之不行也。土为四维之中气，木火之能生长者，太阴己土之阳升也，金水之能收藏者，阳明戊土之阴降也。中气旺则戊己转运而土和，中气衰则脾胃[①]湿盛而不运。

土生于火而火灭于水，土燥则克水，土湿则水气泛滥，侮土而灭火。水泛土湿，木气不达，则生意盘塞，但能贼土，不能生火以培土，此土气所以困败也。血藏于肝而化于脾，太阴土燥，则肝血枯而胆火炎，未尝不病。但足太阴脾以湿土主令，足阳明胃从燥金化气，湿为本气而燥为化气，是以燥气不敌湿气之旺。阴易盛而阳易衰，土燥为病者，除阳明伤寒承气证外不多见，一切内外感伤杂病，尽缘土湿也。

本气衰旺

经有十二，司化者六经，从化者六经。从化者不司气

① 脾胃　原脱，据上文“戊己”、闽本、集成本补。

化，总以司化者为主，故十二经统于六气。病则或见司化者之本气，或见从化者之本气，或司化者而见从化之气，或从化者而见司化之气，全视乎本气之衰旺焉。

手少阴以君火司化，足少阴之水从令而化热者，常也。而足少阴之病寒，是从化者自见其本气，以水性原寒，手少阴之病寒，是司化者而见从化之气，以君火原从水化也。足太阳以寒水司化，手太阳之火从令而化寒者，常也。而手太阳之病热，是从化者自见其本气，以火性原热，足太阳之病热，是司化者而见从化之气，以寒水原从火化也。足厥阴以风木司化，手厥阴之火从令而化风，手少阳以相火司化，足少阳之木从令而化暑者，常也。而手厥阴之病暑，足少阳之病风，是从化者自见其本气，以火性生暑而木性生风也。足太阴以湿土司化，手太阴之金从令而化湿，手阳明以燥金司化，足阳明之土从令而化燥者，常也。而手太阴之病燥，足阳明之病湿，是从化者自见其本气，以金性本燥而土性本湿也。

大抵足太阳虽以寒化，而最易病热。手少阴虽以热化，而最易病寒。厥阴原以风化，而风盛者固多。少阳[1]虽以火化，而火败者非少。金性本燥，而手太阴从土化湿者，常有七八。土性本湿，而足阳明从金化燥者，未必二三也。

厥阴风木

风者，厥阴木气之所化也，在天为风，在地为木，在

① 阳 原作“阴”，形近之误，据蜀本、集成本改。

人为肝。足厥阴以风木主令，手厥阴心主以相火而化气于风木，缘木实生火，风木方盛，子气初胎，而火令未旺也。

冬水闭藏，一得春风鼓动，阳从地起，生意乃萌。然土气不升，固赖木气以升之，而木气不达，实赖土气以达焉。盖厥阴肝木，生于肾水而长于脾土，水土温和，则肝木发荣，木静而风恬，水寒土湿，不能生长木气，则木郁而风生。

木以发达为性，己土湿陷，抑遏乙木发达之气，生意不遂，故郁怒而克脾土，风动而生疏泄，凡腹痛下利，亡汗失血之证，皆风木之疏泄也。肝藏血而华色，主筋而荣爪，风动则血耗而色枯，爪脆而筋急，凡眦黑唇青，爪断筋缩之证，皆风木之枯燥也。及其传化乘除，千变不穷。故风木者，五脏之贼，百病之长，凡病之起，无不因于木气之郁。以肝木主生，而人之生气不足者，十常八九，木气抑郁而不生，是以病也。

木为水火之中气，病则土木郁迫，水火不交，外燥而内湿，下寒而上热。手厥阴，火也，木气畅遂，则厥阴心主从令而化风，木气抑郁，则厥阴心主自现其本气。是以厥阴之病，下之则寒湿俱盛，上之则风热兼作，其气然也。

少阴君火[1]

热者，少阴君火之所化也，在天为热，在地为火，在

---

① 少阴君火　此节原在“少阳相火”之下，诸本均同，据目录、六气名目改。

人为心。少阴以君火主令，手少阴心，火也，足少阴肾，水也，水火异气，而以君火统之，缘火位于上而生于下。坎中之阳，火之根也，坎阳升则上交离位而化火，火升于水，是以癸水化气于丁火。水化而为火，则寒从热化，故少阴之气，水火并统，而独以君火名也。

君火虽降于手而实升于足，阳盛则手少阴主令于上而癸水亦成温泉，阴盛则足少阴司气于下而丁火遂为寒灰。以丁火虽司气化，而制胜之权，终在癸水，所恃者，生土以镇之。但土虽克水，而百病之作，率由土湿，湿则不能克水，而反被水侮。土能克水者，惟伤寒阳明承气一证，其余则寒水侮土者，十九不止。土溃则火败，故少阴一病，必寒水泛滥而火土俱负，其势然也。至于上热者，此相火之逆也。火中有液，癸水之根，相火上逆，灾及宫城，心液消亡，是以热作。凡少阴病热，乃受累于相火，实非心家之过。而方其上热，必有下寒，以水火分离，而不交也。见心家之热，当顾及肾家之寒。盖水火本交，彼此相交，则为一气，不交则离析分崩，逆为冰炭。究之火不胜水，则上热不敌下寒之剧，不问可知也。

血根于心而藏于肝，气根于肾而藏于肺，心火上热，则清心家之血，肾水下寒，则暖肾家之气。故补肝之血则宜温，补心之血则宜清，补肺之气则宜凉，补肾之气则宜暖，此定法也。

少阳相火

暑者，少阳相火之所化也，在天为暑，在地为火，在人为三焦。手少阳以相火主令，足少阳胆以甲木而化气于相火，缘火生于木，相火既旺，母气传子，而木令已衰也。

三焦之火，随太阳膀胱之经下行，以温水脏，出腘中，贯腨肠，而入外踝。君火升于足而降于手，相火升于手而降于足，少阳之火降，水得此火，而后通调，故三焦独主水道。《素问·灵兰秘典》：三焦者，决渎之官，水道出焉。膀胱者，州都之官，津液藏焉，气化则能出矣。盖水性闭蛰而火性疏泄，闭蛰则善藏，疏泄则善出。《灵枢·本输》：三焦者，入络膀胱，约下焦，实则闭癃，虚则遗溺。相火下蛰，水脏温暖而水腑清利，则出不至于遗溺，藏不至于闭癃，而水道调矣。水之所以善藏者，三焦之火秘于肾脏也，此火一泄，陷于膀胱，实则下热而闭癃，虚则下寒而遗溺耳。

手之阳清，足之阳浊，清则升而浊则降。手少阳病则不升，足少阳病则不降，凡上热之证，皆甲木之不降，于三焦无关也。相火本自下行，其不下行而逆升者，由于戊土之不降。戊土与辛金，同主降敛，土降而金敛之，相火所以下潜也。戊土不降，辛金逆行，收气失政，故相火上炎。足少阳虽从三焦化火，而原属甲木，病则兼现其本气。相火逆行，则克庚金，甲木上侵，则贼戊土，手足阳明，其气本燥，木火双刑，则燥热郁发，故少阳之病，多传阳明。然少阳之气，阴方长而阳方消，其火虽盛，而亦易衰。阴消阳长则壮，阴长阳消则病，病于相火之衰者，十之八九内伤惊悸之证，皆相火之衰也。病于相火之旺者，十之一二而已伤寒少阳有之。

太阴湿土

湿者，太阴土气之所化也，在天为湿，在地为土，在人为脾。太阴以湿土主令，辛金从土而化湿，阳明以燥金主令，戊土从金而化燥。己土之湿为本气，戊土之燥为子气，故胃家之燥不敌脾家之湿，病则土燥者少而土湿者多也。

太阴主升，己土升则癸水与乙木皆升。土之所以升者，脾阳之发生也，阳虚则土湿而不升，己土不升，则水木陷矣。火金在上，水木在下，火金降于戊土，水木升于己土。戊土不降，则火金上逆，己土不升，则水木下陷，其原总由于湿盛也。

《子华子》[1]：阴阳交，则生湿。湿者，水火之中气，上湿则化火而为热，下湿则化水而为寒，然上亦有湿寒，下亦有湿热。湿旺气郁，津液不行，火盛者，熏蒸而生热痰，火衰者，泛滥而生寒饮，此湿寒之在上者。湿旺水郁，膀胱不利，火衰者，流溢而为白淫，火盛者，梗涩而为赤浊，此湿热之在下者。

① 《子华子》 书名，旧题宋·程本撰。

便黄者，土色之下传，便赤者，木气之下陷。缘相火在水，一线阳根，温升而化乙木。木中温气，生火之母，升则上达而化火，陷则下郁而生热。木气不达，侵逼土位，以其郁热，传于己土，己土受之，于是浸淫于膀胱。五行之性，病则传其所胜，其势然也。

阴易盛而阳易衰，故湿气恒长而燥气恒消。阴盛则病，阳绝则死，理之至浅，未尝难知。后世庸愚，补阴助湿，泻火伐阳，病家无不夭枉于滋润，此古今之大祸也。

阳明燥金

燥者，阳明金气之所化也，在天为燥，在地为金，在人为大肠。阳明以燥金主令，胃土从令而化燥，太阴以湿土主令，肺金从令而化湿。胃土之燥，子气而非本气，子气不敌本气之旺，故阴盛之家，胃土恒湿。肺金之湿，母气而非本气，母气不敌本气之旺，故阳盛之家，肺金恒燥。

太阴性湿，阳明性燥，燥湿调停，在乎中气。中气旺，则辛金化气于湿土而肺不伤燥，戊土化气于燥金而胃不伤湿，中气衰，则阴阳不交而燥湿偏见。湿胜其燥，则饮少而食减，溺涩而便滑，燥胜其湿，则疾饥而善渴，水利而便坚。

阴易进而阳易退，湿胜者常多，燥胜者常少，辛金化湿者，十之八九，戊土化燥者，百不二三。阳明虽燥，病则太阴每胜而阳明每负，土燥而水亏者，伤寒阳明承气证外绝无而仅有，是以仲景垂法，以少阴负趺阳者为顺。缘火胜则土燥，水胜则土湿，燥则克水，湿则反为水侮。水负则生，土负则死，故少阴宜负而趺阳宜胜。以土能胜水，则中气不败，未有中气不败而人死者。

燥为寒热之中气，上燥则化火而为热，下燥则化水而为寒。反胃噎膈之家，便若羊矢，其胃则湿而肠则燥。

湿为阴邪，阴性亲下，故根起于脾土而标见于膝踝；燥为阳邪，阳性亲上，故根起于大肠而标见于肘腕。所谓阴邪居下，阳邪居上①，一定之位也。

然上之燥亦因于下之湿，中风之家，血枯筋缩，其膝踝是湿，而肘腕未尝非燥。使己土不湿，则木荣血畅，骨弱筋柔，风自何来！医家识燥湿之消长，则仲景堂奥可阶而升矣。

太阳寒水

寒者，太阳水气之所化也，在天为寒，在地为水，在人为膀胱。太阳以寒水主令，足太阳膀胱，水也，手太阳小肠，火也，火水异气，而以寒水统之，缘水位于下而生于上。离中之阴，水之根也，离阴降而②下交坎位而化水，水降于火，是以丙火化气于壬水。火化而为水，则热从寒化，故太阳之气，水火并统，而独以寒水名也。

水性本寒，少阳三焦之火，随太阳而下行，水得此火，

---

① 阴邪居下，阳邪居上　原作“阴邪居下，清邪居上”，蜀本、集成本、石印本同，闽本作“阳邪居下，阴邪居上”，据上下文义改。

② 而　则也。

应当不寒，不知水之不寒者，癸水而非壬水也。盖水以蛰藏为性，火秘于内，水敛于外，是谓平人。木火主里，自内而生长之，故里气常温，金水主表，自外而收藏之，故表气常清。血生于木火，故血温而内发，气化于金水，故气清而外敛。人之经脉，厥阴在里，春气之内生也，次则少阴，夏气之内长也，次则阳明，秋气之外收也，太阳在表，冬气之外藏也。阳藏则外清而内温，阳泄则内寒而外热，外易寒水而为热火，内易温泉而为寒冰，外愈热而内愈寒，生气绝根，是以死也。

癸水温而壬水寒则治，癸水寒而壬水热则病。癸水病则必寒，壬水病则多热。以丁火化于癸水，故少阴之脏，最易病寒，壬水化于丙火，故太阳之腑，最易病热。是以病寒者，独责癸水而不责壬水，病热者，独责壬水而不责癸水也。

六气治法[①]

仲景《伤寒》，以六经立法，从六气也。六气之性情形状，明白昭揭，医必知此，而后知六经之证。六经之变化虽多，总不外乎六气，此义魏晋而后，绝无解者。先圣之法，一线莫传，凌夷至于今日，不堪问矣。

① 六气治法 原脱，诸本均同，据目录补。

治厥阴风木法

桂枝苓胶汤			
甘草	桂枝	白芍	茯苓
当归	阿胶	生姜	大枣

上热加黄芩。下寒加干姜、附子。

治少阴君火法

黄连丹皮汤			
黄连	白芍	生地	丹皮

少阴病，水胜火负，最易生寒。若有下寒，当用椒、附。

治少阳相火法

柴胡芍药汤			
柴胡	黄芩	甘草	半夏
人参	生姜	大枣	白芍

治太阴湿土法

术甘苓泽汤			
甘草	茯苓	白术	泽泻

治阳明燥金法

百合五味汤			
百合	石膏	麦冬	五味

治太阳寒水法

苓甘姜附汤			
甘草	茯苓	干姜	附子

太阳病，最易化生湿热，以化气于丙火，而受制于湿土也。若有湿热，当用栀、膏之类。

卷三 四圣心源

昌邑黄元御坤载著

六腑化谷，津液布扬，流溢经络，会于气口，气口成寸，以决死生。微妙在脉，不可不察。

医法无传，脉理遂湮，金简长封，玉字永埋。方书累架，七诊之义无闻，医录连床，九候之法莫著，既迷罔于心中，复绵昧于指下，使跔蹶之余，命饱庸妄之毒手。顾此悢悢①，废卷永怀，作脉法解。

脉法解

寸口脉法

饮食入胃，腐化消磨，手太阴散其精华，游溢经络，以化气血。气血周流，现于气口，以成尺寸。

气口者，手太阴肺经之动脉也。关前为寸，关后为尺，尺为阴而寸为阳，关者，阴阳之中气也。寸口在鱼际之分，

① 悢悢　原作"恨恨"，形近之误，据闽本、蜀本、集成本，及上下文义改。"悢悢"，悲愤也。

关上在太渊之分，尺中在经渠之分。

心与小肠候于左寸，肺与大肠候于右寸，肝胆候于左关，脾胃候于右关，肾与膀胱候于两尺，心主三焦，随水下蛰，亦附此[①]焉。《素问·脉要精微论》：尺内两傍，则季胁也，尺外以候肾，尺里以候腹。中附上，左外以候肝，内以候膈，右外以候胃，内以候脾，两关部也。上附上，右外以候肺，内以候胸中，左外以候心，内以候膻中，两寸部也。前以候前，后以候后。上竟上者，胸喉中事也，下竟下者，少腹腰股膝胫足中事也。谨调尺寸，而表里上下，于此得矣。

盖肺主藏气，而朝百脉，十二经之气，皆受之于肺。平旦寅初，肺气流布，起于寸口，运行十二经中，周而复始。一日一夜，五十度毕，次日平旦寅初，复会于寸口。寸口者，脉之大会此曰寸口，乃寸尺三部之总名，非但鱼际已也。故十二经之盛衰，悉见于此。《灵枢·经脉》：经脉者，常不可见也，其虚实也，以气口知之，此气口所以独为五脏主也气口即寸口。手之三阳，自手走头，大小肠腑虽至浊，而经行头上，则为至清，故与心肺同候于两寸。越人十难，实为定法。近人乃欲候大小肠于两尺，乖[②]谬极矣。

寸口人迎脉法

气口者，手太阴经之动脉，在鱼际之下，人迎者，足

---

① 附此　原作"此附"，据闽本、集成本乙转。

② 乖　原作"悠"，据闽本、集成本及上下文义改。

阳明经之动脉，在结喉之旁。太阴行气于三阴，故寸口可以候五脏，阳明行气于三阳，故人迎可以候六腑，以太阴为五脏之首，阳明为六腑之长也。

脏阴盛则人迎小而寸口大，虚则人迎大而寸口小，腑阳衰则寸口大而人迎小，旺则寸口小而人迎大。《灵枢·禁服》：寸口主中，人迎主外，春夏人迎微大，秋冬寸口微大，如是者，命曰平人。人迎大一倍于寸口，病在足少阳，一倍而躁，在手少阳。人迎二倍，病在足太阳，二倍而躁，在手太阳。人迎三倍，病在足阳明，三倍而躁，在手阳明。盛则为热，虚则为寒，紧则痛痹，代则乍甚乍间。人迎四倍，且大且数，名曰溢阳，溢阳[①]为外格，死不治。寸口大一倍于人迎，病在足厥阴，一倍而躁，在手厥阴。寸口二倍，病在足少阴，二倍而躁[②]，在手少阴。寸口三倍，病在足太阴，三倍而躁，在手太阴。盛[③]则胀满、寒中、食不化，虚则热中出糜、少气、溺色变，紧则痛痹，代则乍痛乍止。寸口四倍，且大且数，名曰溢阴，溢阴为内关，死不治。《灵枢·经脉》：人迎与脉口即寸口也俱盛四倍以上，命曰关格，关格者，与之短期。《灵枢·五色》：人迎盛坚

---

① 溢阳　原脱，诸本均同，据《灵枢经·禁服》、下文“溢阴为内关”补。

② 躁　原作“燥”，诸本均同，音同之误，据《灵枢经·禁服》、上文“一倍而躁”、下文“三倍而躁”改。

③ 盛　原作“甚”，诸本均同，音近之误，据《灵枢经·禁服》、上文“盛则为热”改。

者，伤于寒，气口盛坚者，伤于食。以气口主里，伤食则阴郁于内，故气口盛坚，人迎主表，伤寒则阳郁于外，故人迎盛坚。此诊寸口人迎之法也寸口人迎之脉，载在经文，后世乃有左为人迎、右为气口之说，无稽妄谈，不足辨也。

三部九候脉法

十二经皆有动脉，上部之动脉在头，中部之动脉在手，下部之动脉在足，是为三部。一部三候，是为九候。《素问·三部九候论》：人有三部，部有三候。三候者，有天、有地、有人也。上部天，两额之动脉，足少阳之颔厌也，上部地，两颊之动脉，足阳明之地仓、大迎也，上部人，耳前之动脉，手少阳之和髎也。中部天，手太阴之太渊、经渠也，中部地，手阳明之合谷也，中部人，手少阴之神门也。下部天，足厥阴之五里也，下部地，足少阴之太溪也，下部人，足太阴之箕门也。

下部之天以候肝，地以候肾，人以候脾胃之气。中部之天以候肺，地以候胸中之气，人以候心。上部之天以候头角之气，地以候口齿之气，人以候耳目之气也。下部之天，女子则取太冲。下部之人，胃气则候于阳明之冲阳，仲景谓之趺阳。此三部九候之法也《难经》：三部者，寸关尺也，九候者，浮中沉也，与《素问》不同，此一部中之三部九候也，另是一法。

脏腑脉象

五脏为阴，六腑为阳，阴阳既殊，脉象攸分。肝脉弦，心脉洪，脾脉缓，肺脉涩，肾脉沉。其甚者为脏，其微者为腑。《难经》：心脉急甚者，肝邪干心也，微急者，胆邪干小肠也。心脉大甚者，心邪自干心也，微大者，小肠邪自干小肠也。心脉缓甚者，脾邪干心也，微缓者，胃邪干小肠也。心脉涩甚者，肺邪干心也，微涩者，大肠邪干小肠也。心脉沉甚者，肾邪干心也，微沉者，膀胱邪干小肠也。其他脏腑，依此类推。甚者沉而得之，微者浮而得之。

大抵腑脉浮数，脏脉沉迟，仲景脉法[1]：浮为在表，沉为在里，数为在腑，迟为在脏是也。盖阳外阴内，一定之理。腑气内交，脏气外济，则阴阳平而脉息调。腑病则气不内交，是以但浮而不沉，脏病则气不外济，是以但沉而不浮也观越人十难一脉十变之义，大肠、小肠俱候于心脉，可知欲候大小肠于两尺之误。

四时脉体

天地之气，生长于春夏，收藏于秋冬。人与天地同气也，阳气生长，则脉浮升，阴气收藏，则脉沉降，是以春之脉升，夏之脉浮，秋之脉降，冬之脉沉。

《素问·脉要精微论》：天地之变，阴阳之应，彼春之暖，为夏之暑，彼秋之忿，为冬之怒。四变之动，脉与之上下，以春应中规，夏应中矩，秋应中衡，冬应中权。是故冬至四十五日，阳气微上，阴气微下，夏至四十五日，阴气微上，阳气微下。阴阳有时，与脉为期，春日浮，如

① 仲景脉法　指《伤寒论·辨脉篇》。

鱼之游在波，夏日在肤，泛泛乎万物有余，秋日下肤，蛰虫将去，冬日在骨，蛰虫周密，君子居室。升降浮沉，随时变更，寸脉本浮，而一交秋冬，则见沉意，尺脉本沉，而一交春夏，则见浮机。此气化一定，毫发不爽也。

仲景脉法：春弦、秋浮、冬沉、夏洪。弦者，浮升之象。洪者，浮之极也。浮者，金气方收，微有降意，而未能遽沉。大约春脉沉而微浮，夏则全浮，秋脉浮而微沉，冬则全沉。仲景脉法，原与经义相同耳。

真脏脉义

土者，四维之中气也。脾以阴土而含阳气，故脾阳左升，则化肝木，胃以阳土而胎阴气，故胃阴右降，则化肺金。金降于北，凉气化寒，是谓肾水，木升于南，温气化热，是谓心火。肺肝心肾，四象攸分，实则脾胃之左右升降而变化者也。

脾胃者，四脏之母，母气亏败，四子失养，脉见真脏，则人死焉，故四脏之脉，必[①]以胃气为本。肝脉弦，心脉钩，肺脉毛，肾脉石，脾胃脉缓。其弦钩毛石而缓者，是四脏之有胃气也。其弦钩毛石而不缓者，是谓真脏脉。真脏脉见，胃气败竭，必死不救也。玉机真脏论：脾脉者，土也，孤脏以灌四旁者也。平人气象论：平人之常气禀于胃，胃者，平人之常气也，人无胃气曰逆，逆者死。人以

① 必　原作“心”，形近之误，据闽本、蜀本、集成本改。

水谷为本，故人绝水谷则死，脉无胃气亦死。所谓无胃气者，但得真脏脉，不得胃气也。

所谓真脏脉者，真肝脉至，中外急，如循刀刃责责然，如按琴瑟弦，色青白不泽，毛折，乃死。真心脉至，坚而搏，如循薏苡子累累然，色赤黑不泽，毛折，乃死。真脾脉至，弱而乍数乍疏，色黄青不泽，毛折，乃死。真肺脉至，大而虚，如以毛羽中人肤，色白赤不泽，毛折，乃死。真肾脉至，搏而绝，如指弹石辟辟然，色黑黄不泽，毛折，乃死。诸真脏脉见者，皆死不治也。

五脏者，皆禀气于胃，胃者，五脏之本也。脏气者，不能自致于手太阴，必因于胃气，乃至于手太阴也，故五脏各以其时，自胃而至于手太阴。邪气胜者，精气衰也，病甚者，胃气不能与之俱至于手太阴，故真脏之气独见。独见者，病胜脏也，故曰死。

盖土位乎中，一身之元气也。土生于火而死于水，故仲景垂训，以少阴负趺阳为顺。少阴水胜，则火灭而土败也。自医法失传，后世庸愚，乃滋阴泻阳，补水灭火，以败胃气。以此毒天下，而民从之，良可哀也！

浮沉大小

五脏之脉，心肺俱浮，肾肝俱沉，脾胃居沉浮之间。阳浮而阴沉，其性然也。

然阳主降而阴主升，阳体虽浮而内含降意，则浮中带沉，阴体虽沉而内含升意，则沉中带浮。沉而微浮，则阴不下走，浮而微沉，则阳不上飞。若使寸脉但浮而不沉，则阳气上逆而不交于阴，尺脉但沉而不浮，则阴气下陷而不交于阳，水火分离，下寒上热，诸病生矣。

升降阴阳之权，全在乎中，中者，土也。己土升则乙木上达而化清阳，戊土降则辛金下行而化浊阴，阴阳交济，是以寸不但浮而尺不但沉。

土之所以升降失职者，木刑之也。木生于水而长于土，土气冲和，则肝随脾升，胆随胃降，木荣而不郁。土弱而不能达木，则木气郁塞，肝病下陷而胆病上逆。木邪横侵，土被其贼，脾不能升而胃不能降，于是两关之脉大。左关之大者，肝脾之郁而不升也，右关之大者，胆胃之郁而不降也。胆木化气于相火，胆木右降，则相火下蛰，而不上炎，胆木逆升，相火上炎，而刑肺金，肺金被克，清气郁蒸，而生上热，于是右寸之脉亦大。肝木主升，肝木不升，生意抑遏，而生下热，于是左尺之脉亦大。右寸之大者，肺金之上逆也，左尺之大者，肝木之下陷也。

胃主降浊，胃逆则浊气上填，仓廪不纳，恶心呕吐之病生焉。脾主升清，脾陷则清气下郁，水谷不消，胀满泄利之病生焉。肺藏气而性降，肝藏血而性升，金逆则气不清降而上郁，木陷则血不温升而下脱。肺主收敛，肝主疏泄，血升而不至于流溢者，赖肺气之收敛也，气降而不至于固结者，赖肝血之疏泄也。木陷则血脱于下，而肺金失敛，则血上溢，金逆则气郁于上，而肝木不升，则气下结。推之，凡惊悸、吐衄、盗汗、遗精之病，皆金气不能降敛，淋癃、泄痢、嗳腐、吞酸之病，皆木气不能生发。

金逆而莫收敛，则君火失根而左寸亦大，木陷而行疏泄，则相火下拔而右尺亦大。

大者，有余之象也，于其有余之中，得其不足之意，则脉之妙解，而医之至数[①]也。经所谓大则病进者，别有玄机，非后世医书阳盛阴虚之说也。

二十四脉

浮沉

浮沉者，阴阳之性也。《难经》：呼出心与肺，吸入肾与肝，呼吸之间，脾受谷味也，其脉在中。阳性浮而阴性沉，呼出为阳，心肺之气也，吸入为阴，肾肝之气也。

心肺之脉俱浮，浮而大散者，心也，浮而短涩者，肺也。肾肝之脉俱沉，沉而濡实者，肾也，沉而牢长者，肝也。脾居阴阳之中，其气在呼吸之交，其脉在浮沉之半，其位曰关。关者，阴阳之关门，阴自此升而为寸，阳自此降而为尺，阖辟之权，于是在焉，故曰关也。

阳盛则寸浮，阴盛则尺沉，阴盛于里，阳盛于表。仲景脉法：浮为在表，沉为在里，一定之法也。然浮沉可以观表里，不可以定阴阳。三难：关以前者，阳之动也，脉

---

① 数　理也。

当见九分而浮，过者法曰太过，减者法曰不及。遂上鱼为溢，此阴乘之脉也。关以后者，阴之动也，脉当见[1]一寸而沉，过者法曰太过，减者法曰不及。遂入尺为覆，此阳乘之脉也。阳乘阴位，则清气不升，故下覆于尺，阴乘阳位，则浊气不降，故上溢于鱼。溢者，浮之太过而曰阴乘，覆者，沉之太过而曰阳乘，是则浮不可以为阳，而沉不可以为阴。浮沉之中，有虚实焉，浮之损小，沉之实大，是阳虚于表而实于里也，沉之损小，浮之实大，是阳虚于里而实于表也。浮大昼加，沉细夜加，浮大昼死，沉细夜死。诊者当于浮沉之中参以虚实也。

迟数

迟数者，阴阳之气也。九难：数者，腑也，迟者，脏也。数则为热，迟则为寒。经脉之动，应乎漏刻，一呼再动，一吸再动，呼吸定息，而脉五动，气之常也，过则为数，减则为迟。脏阴而腑阳，数则阳盛而为腑，迟则阴盛而为脏，阳盛则热，阴盛则寒。数之极，则为至，迟之极，则为损。一定之法也。

然迟不尽寒，而数不尽热。脉法：趺阳脉迟而缓，胃气如经也。寸口脉缓而迟，缓则阳气长，迟则阴气盛，阴阳相抱，营卫俱行，刚柔相得，名曰强也。是迟缓者，趺阳寸口之常脉，未可以为寒也。曰：病人脉数，数为热，

---

① 见　原脱，据蜀本、集成本、《难经·三难》补。

当消谷引食，而反吐者，以发其汗，令阳气微，膈气虚，脉乃数也。数为客热，不能消谷，胃中虚冷故也。是数者，阳明之阳虚，未可以为热也。

凡脉或迟或数，乖戾失度则死。十四[①]难：一呼再至曰平，三至曰离经，四至曰夺精，五至曰死，六至曰命绝，此至之脉也。一呼一至曰离经，二呼一至曰夺精，三呼一至曰死，四呼一至曰命绝，此损之脉也。人之将死，脉迟者少，脉数者多。阳气绝根，浮空欲脱，故脉见疾数。大概一息七八至以上，便不可救。虚劳之家，最忌此脉。若数加常人一倍，一息十至以上，则死期迫矣。

滑涩

滑涩者，阴阳之体也。滑则血盛而气虚，涩则血虚而气盛。肝藏血而肺藏气，故肝脉滑而肺脉涩。肺性收敛，肝性生发，收敛则涩，生发则滑。金自上敛，木自下发，是以肺脉浮涩而肝脉沉滑。敛则气聚，发则气散，是以肺脉涩短而肝脉滑长。气，阳也，而含阴，血，阴也，而抱阳，故滑为阳而涩为阴。脉法：大、浮、数、动、滑，此名阳也，沉、涩、弱、弦、微，此名阴也。以金水之性收藏，木火之性生长，收则浮涩而生则沉滑，长则浮滑而藏则沉涩。

滑者，生长之意，涩者，收藏之象，而俱非平气。脉

① 四　原作“一”，据闽本、蜀本、《难经》次第改。

法：脉有弦、紧、浮、滑、沉、涩，名曰残贼。以其气血之偏，涩则气盛而血病，滑则血盛而气伤也。寸应滑而尺应涩，肺脉之涩者，尺之始基，肝脉之滑者，寸之初气。尺应涩而变滑，则精遗而不藏，寸应滑而变涩，则气痞而不通。寸过于滑，则肺金不敛而痰嗽生，尺过于涩，则肝木不升[①]而淋痢作，是以滑涩之脉，均为病气也。

大小

大小者，阴阳之象也。阳盛则脉大，阴盛则脉小，大为阳而小为阴。寸大而尺小者，气之常也，寸过于大则上热，尺过于小则下寒。

然有大不可以为阳盛，而小不可以为阴盛者。脉法：脉弦而大，弦则为减，大则为芤，减则为寒，芤则为虚，寒虚相抟，此名为革，妇人则半产漏下，男子则亡血失精。盖阳衰土湿，水火不交，火炎而金烁，则关寸浮大，水寒而木郁，则关尺浮大。肺金失其收敛，肝木行其疏泄，此亡血失精，半产漏下之原。庸工以为阴虚，投以滋润，土败则命殒，是大不可以为阳盛也。伤寒三日，脉浮数而微，病人身凉和者，此为欲解也。盖邪退而正复则脉微，是小不可以为阴盛也。

凡木火泄露则脉大，金水敛藏则脉小。阳泄则上热而下寒，阳藏则上清而下温。劳伤虚损之脉，最忌浮大，阳根下

① 升　原作“生”，诸本均同，音近之误，据上文“肺金不敛”改。

断，浮大无归，则人死矣。故大则病进，小则病退。小脉未可以扶阳，大脉未可以助阴，当因委而见源，穷其大小所由来也。

长短

长短者，阴阳之形也。长为阳而短为阴。阳升于木火，故肝脉沉滑而长，心脉浮滑而长，阴降于金水，故肺脉浮涩而短，肾脉沉涩而短也。人莫不病发于阴进而病愈于阳长，阴进则脉短，阳长则脉长，故长则气治而短则气病。

然不宜过长，过长则木旺而金衰矣。木者，中气之贼，百病之长。以木性发达，而百病之起，多因于木气之不达，生意盘郁，而克脾胃，是以气愈郁而脉愈长。木郁则协水以贼土，合火而刑金，故但显肝脉之长而不形肺脉之短。金虽克木，而凡人之病，则金能克木者少而木能侮金者多也。盖木气之所以能达者，水土温而根本暖也，水寒土湿，生意不遂，则木愈郁而气愈盛，所以肝病则脉长也。

缓紧

缓紧者，阴阳之情也。缓为阳而紧为阴。

缓者，戊土之气也。脉法：趺阳脉迟而缓，胃气如经也。曰：卫[1]气和，名曰缓，营气和，名曰迟。曰：寸口脉

---

① 卫　原作“胃”，诸本均同，音近之误，据下文“营气和”、《伤寒悬解·卷二·脉法下篇》改。

缓而迟，缓则阳气长，迟则阴气盛。以土居四象之中，具木火之气，而不至于温热，含金水之体，而不至于寒凉，雍容和畅，是以缓也。缓则热生。脉法：缓则胃气实，实则谷消而水化也。《灵枢·五癃津液》[①]：中热则胃中消谷，肠胃充廓，故胃缓也。然则伤寒阳明之脉，必实大而兼缓也。

紧者，寒水之气也。脉法：假令亡汗若吐，以肺里寒，故令脉紧也，假令咳者，坐饮冷水，故令脉紧也，假令下利，以胃中虚冷，故令脉紧也，此内寒之紧也。曰：寸口脉浮而紧，浮则为风，紧则为寒，风则伤卫，寒则伤营，此外寒之紧也。以水为冬气，冬时寒盛，冰坚地坼，是以紧也，紧则痛生。曰：营卫俱病，骨节烦痛，当发其汗，是外寒之痛也。曰：趺阳脉紧而浮，浮为风，紧为寒，浮为肠满，紧为腹痛，浮紧相抟，腹鸣而转，转即气动，膈气乃下，是内寒之痛也。然则伤寒少阴之脉，必微细而兼紧也。

盖阳盛则缓，阴盛则紧，缓则生热，紧则生寒。寒愈盛，则愈紧，热愈盛，则愈缓。以阳性发泄而阴性闭藏，发而不藏，所以缓也，藏而不发，所以紧也。

石芤

石芤者，阴阳之虚也。阳气不降，则肾脉石，阴气不

---

① 五癃津液　即“五癃津液别”，黄氏于《灵枢悬解》中改作“津液五别”。

升，则心脉芤。石则外虚而内实，芤则外实而内虚。

石者，气虚而不蛰也。阳体虚而阴体实，水中无气，凝冱[①]而沉结，所以石也。平人气象论：平人之常气禀于胃，胃者，平人之常气也，人无胃气曰逆，逆者死。冬胃微石曰平，石多胃少曰肾病，但石无胃曰死。平肾脉来，喘喘累累如钩，按之而坚，曰肾平，冬以胃气为本。病肾脉来，如引葛，按之益坚，曰肾病。死肾脉来，发如夺索，辟辟如弹石，曰肾死。盖坎中之阳，生气之原也，阳根下断，阴魄徒存，坚实结硬，生气全无，是以死也。《老子》：柔弱者，生之徒，坚强者，死之徒，此之谓也。

芤者，血虚而不守也。阴体实而阳体虚，火中无血，消减而浮空，所以芤也。脉法：趺阳脉浮而芤，浮者卫气虚，芤者营气伤。曰：脉弦而大，弦则为减，大则为芤，减则为寒，芤则为虚，虚寒相抟，此名为革**芤减相合，则名曰革，后世芤外又有革脉，非是**。妇人则半产漏下，男子则亡血失精。曰：脉浮而紧，按之反芤，此为本虚，故当战而汗出也。盖离中之阴，收气之原也，阴根上断，阳魂徒存，虚飘空洞，收气全无，是以病也。

血，阴也，而生于阳，阳升则化火，故温暖和畅，而吐阳魂。阳虚血寒，则凝瘀而亡脱，血脱则火泄而寒增，是以失精亡血而脉芤者，不可助阴而泄阳。盖芤则营阴外

① 冱（hù 互） 寒也。

脱，而血中之温气亦亡也。

促结

促结者，阴阳之盛也。脉法：脉来缓，时一止复来者，名曰结，脉来数，时一止复来者，名曰促。阳盛则促，阴盛则结，此皆病脉。曰：脉蔼蔼如车盖者，名曰阳结也，脉累累如循长竿者，名曰阴结也。阴阳之性，实则虚而虚则实，实而虚者，清空而无障碍，所以不结，虚而实者，壅满而生阻隔，所以脉结。阳结则蔼蔼郁动，如车盖之升沉，阴结则累累不平，如长竿之劲节。以阳性轻清而阴性重浊，故促结之象异焉。

惊悸之家，脉多促结，以其阴阳之不济也。阳旺于木火，阴盛于金水，阳虚而生惊者，木火下虚，阴气凝涩而不化，是以结也，阴虚而生悸者，金水上虚，阳气郁迫而不通，是以促也。

脉法：其脉浮而数，不能食，身体重，大便反硬，名曰阴结，此脏腑之结也。盖孤阳独阴，燥湿偏盛，寒热不调，其气必结。脏腑经络，本为一气，脏气结则脉气必结，脉气结则脏气必结。

若夫代止之脉，并无郁阻而中断，是营卫之败竭，非促结之谓也。

弦牢弦者，如弦之直，弦而有力曰牢

弦牢者，阴气之旺也。《素问·玉机真脏论》：春脉如弦。四难：牢而长者，肝也。弦牢者，肝家之脉，非病也。

然弦牢之中，而有濡弱之象，则肝平，但有弦牢，而无濡弱，则肝病矣。平人气象论：平肝脉来，软弱招招，如揭长竿末梢，曰肝平。长竿末梢者，软弱之义也。盖木生于水而长于土，水土温和，则木气发达而荣畅，水土寒湿，则木气枯槁而弦牢。

木之为义，愈郁则愈盛，弦牢者，木盛而土虚也。弦为里湿，支饮之阻卫阳，则木气抑遏而为弦，脉法：支饮急弦是也。牢为外寒，寒邪之束营阴，则木气郁迫而为牢，脉法：寒则牢坚是也。

弦亦为寒，脉法：脉弦而大，弦则为减，大则为芤，减则为寒，芤则为虚。《金匮》：脉双弦者，寒也，偏弦者，饮也。以水寒不能生木，是以弦也。弦亦为痛，《伤寒》：阳脉涩，阴脉弦，法当腹中急痛者，先用小建中汤。以风木而贼土，是以痛也。

脉以胃气为本，木得胃气则和缓，不得胃气则弦牢。平人气象论：平人之常气禀于胃，人无胃气曰逆，逆者死。春胃微弦曰平，弦多胃少曰肝病，但弦无胃曰死。所谓无胃气者，但得真脏脉，不得胃气也。病肝脉来，如循长竿，曰肝病。死肝脉来，急益劲，如新张弓弦，曰肝死。新张弓弦者，弦牢之象，肝家之真脏脉也。

濡弱濡者，如绵之软，软而无力曰弱

濡弱者，阳气之衰也。平人气象论：平肝脉来，软弱招招，如揭长竿末梢，曰肝平。脉法：肝者，木也，其脉

微弦，濡弱而长。肝病自得濡弱者愈。濡弱者，肝家之脉，非病也。

然软弱之中而有弦牢之意，则肝平，但有濡弱而无弦牢，则肝病矣。玉机真脏论：春脉如弦，其气软弱轻虚而滑，端直以长，故曰弦。端直以长者，弦牢之意也。盖木生于水而长于土，木气不达，固赖土气达之，土气不升，亦赖木气升之。冬令蛰藏，水冰地坼，一得春气鼓荡，则闭蛰起而百物生，是木能克土而亦能扶土。以乙木之生意，即己土之阳左旋而上发者也，生意濡弱，则土木之气不能上达，而肝脾俱病。

气化于戊土而藏于肺，血化于己土而藏于肝。《灵枢·决气》：脾藏营，肝藏血，肝脾者，营血之原也。濡弱则营血虚衰。脉法：诸濡亡血，诸弱发热，血亡则热发也。伤寒脉濡而弱，不可汗下，以其血虚而阳败也。

弦牢者，木气之太过，濡弱者，木气之不及。太过则侮人，不及则人侮，均能为病也。

散伏

散伏者，阴阳之阖辟也。气辟而不阖，则脉散，气阖而不辟，则脉伏。

散者，气泄而不藏也。阴性聚而阳性散，阳降于尺，而化浊阴，则脉沉聚，阴升于寸，而化清阳，则脉浮散，而聚散之权，则在于关。关者，阴阳之关锁，其散而不至于飞扬者，有关以阖之，故散而能聚，散而不聚，则心病矣。脉法：伤寒咳逆上气，其脉散者死，谓其形损故也。脉散者，病家之大忌，散脉一形[①]，则气血之亡脱在近，精神之飞走不远。散见于寸，犹可挽也，散见于尺，无可医矣。

伏者，气郁而不发也。阳性起而阴性伏，阴升于寸，而化清阳，则脉浮起，阳降于尺，而化浊阴，则脉沉伏。而起伏之权，则在于关。关者，阴阳之关锁，其伏而不至于闭结者，有关以辟之，故伏而能起，伏而不起，则肾病矣。凡积聚癥瘕，停痰宿水之疾，脉必伏结。十八难：伏者，脉行筋下也，浮者，脉在肉上行也，故脉浮结者，外有痼疾，脉伏结者，内有积聚。《金匮》：脉来细而附骨者，乃积也。寸口，积在胸中；微出寸口，积在喉中；关上，积在脐旁；上关上，积在心下；微下关，积在少腹；尺中，积在气冲。脉出左，积在左；脉出右，积在右；脉两出，积在中央。非但积聚如是，凡一经将病，则一气先伏。肝病者木郁，心病者火郁，肾病者水郁，肺病者金郁，脾病者土郁，郁则脉伏。庚桑子[②]：人郁则为病，至理妙言！诊一气之欲伏，则知一经之将病。脉法：伏气之病，以意候之。此之谓也。

动代

动代者，阴阳之起止也。气欲发而不能，则为动，气

---

① 形　显露也。

② 庚桑子　老聃弟子，战国楚人，老庄学派之至人，亦作“亢桑子”。

中歇而不属，则为代。

动者，郁勃而不息也。脉法：阴阳相搏，名曰动。阳动则汗出，阴动则发热。若数脉见于关上，上下无头尾，如豆大，厥厥动摇者，名曰动也。关者，中气之变现，阴阳之枢机，阳自此降而为阴，阴自此升而为阳。阴升于寸，则遂其上浮之性，不至为动，阳降于尺，则遂其下沉之性，不至为动。惟阴欲升，脾土虚而不能升，阳欲降，胃土弱而不能降，则二气郁于关上，而见动形。阴阳郁勃，不能升降，是以动而不止也。郁勃之久，不无胜负，阳盛而动于关上，则内泄营阴而汗出，阴盛而动于关下，则外闭卫阳而发热。热发则汗不出，汗出则热不发，汗出而热发，阴阳之胜负乃分。方其动时，阴阳郁荡，未知将来之孰胜而孰负也。动见于土位，木气盘塞而莫达，甲木不降，乃悬虚而为惊，乙木不升，乃冲击而为痛。甲乙横逆，而贼戊己，则土气败矣。

代者，断续而不联也。《灵枢·根结》：一日一夜五十营，以营五脏之精，不应数者，名曰狂生。五十动而不一代者，五脏皆受气；四十动一代者，一脏无气；三十动一代者，二脏无气；二十动一代者，三脏无气；十动一代者，四脏无气；不满十动一代者，五脏无气，与[①]之短期。与之短期者，乍疏乍数也，乍疏乍数者，断续之象也。盖呼吸

① 与 通“豫”。

者，气之所以升降也。心肺主呼，肾肝主吸，脾居呼吸之间，呼则气升于心肺，吸则气降于肾肝。呼吸定息，经脉五动，故十息之间，五十动内，即可以候五脏之气，一脏无气，则脉必代矣。十一难：脉不满五十动而一止，一脏无气者，何脏也？吸者随阴入，呼者因阳出，今吸不能至肾，至肝而还，故知一脏无气者，肾气先尽也。由肾而肝，由肝至脾，由脾而心，由心而肺，可类推矣。代脉一见，死期在近，不可治也代为死脉，与脾脉代之代不同。脾脉代者，脾不主时，随四时而更代也，此为病脉。

卷四　四圣心源

昌邑黄元御坤载著

人不能有生而无死，而死多不尽其年。外有伐性之斧①，内有腐肠之药②，重以万念纷驰，百感忧劳，往往未壮而衰，未老而病。顾保炼不谨，既失之东隅③，而医药无差，冀挽之桑榆④。古圣不作，医法中乖，贵阴贱阳，反经背道，轻则饮药而病加，重乃逢医而人废，金将军且将玉碎，石学士未必瓦全。叹竖子之侵陵⑤，痛鬼伯⑥之催促，书穷烛灭，百慨俱集，作劳伤解。

劳伤解

中气

脾为己土，以太阴而主升，胃为戊土，以阳明而主降，

---

① 伐性之斧　指危害身心之事物。
② 腐肠之药　指损伤身体之药物。
③ 东隅　原指日出处，在此借指少年。
④ 桑榆　原指日落余晖在桑榆间，在此借指老年。
⑤ 陵　犯也。
⑥ 鬼伯　阎王。

升降之权，则在阴阳之交，是谓中气。胃主受盛，脾主消磨，中气旺则胃降而善纳，脾升而善磨，水谷腐熟，精气滋生，所以无病。脾升则肾肝亦升，故水木不郁，胃降则心肺亦降，金火不滞。火降则水不下寒，水升则火不上热。平人下温而上清者，以中气之善运也。

中气衰则升降窒，肾水下寒而精病，心火上炎而神病，肝木左郁而血病，肺金右滞而气病。神病则惊怯而不宁，精病则遗泄而不秘，血病则凝瘀而不流，气病则痞塞而不宣。四维之病，悉因于中气。中气者，和济水火之机，升降金木之轴，道家谓之黄婆，婴儿姹女①之交，非媒不得，其义精矣。医书不解，滋阴泻火，伐削中气，故病不皆死，而药不一生。盖足太阴脾以湿土主令，足阳明胃从燥金化气，是以阳明之燥不敌太阴之湿，及其病也，胃阳衰而脾阴旺，十人之中，湿居八九而不止也。

胃主降浊，脾主升清，湿则中气不运，升降反作，清阳下陷，浊阴上逆，人之衰老病死，莫不由此，以故医家之药，首在中气。中气在二土之交，土生于火而火死于水，火盛则土燥，水盛则土湿，泻水补火，扶阳抑阴，使中气轮转，清浊复位，却病延年之法，莫妙于此矣。

---

① 婴儿姹女　道家称铅为婴儿，水银为姹女，又分别含有阳、火、心与阴、水、肾之义。

黄芽汤			
人参三钱	甘草二钱，炙	茯苓二钱	干姜二钱
煎大半杯，温服。			

中气之治，崇阳补火，则宜参、姜，培土泻水，则宜甘、苓。

其有心火上炎，慌悸烦乱，则加黄连、白芍以清心。肾水下寒，遗泄滑溏，则加附子、川椒以温肾。肝血左郁，凝涩不行，则加桂枝、丹皮以舒肝。肺气右滞，痞闷不通，则加陈皮、杏仁以理肺。

四维之病，另有专方，此四维之根本也。

阴阳

中气升降，是生阴阳，阴阳二气，上下回周。阴位于下，而下自左升，则为清阳，阳位于上，而上自右降，则为浊阴。清阳生发于木火，则不至于下陷，浊阴收藏于金水，则不至于上逆。清气之不陷者，阳嘘于上也，浊气之不逆者，阴吸于下也。浊气不逆，则阳降而化阴，阳根下潜而不上飞，清气不陷，则阴升而化阳，阴根上秘而不下走，彼此互根，上下环抱，是曰平人。而清气之左升，赖乎阴中之阳生，阳生则浮动而亲上，权在己土，浊阴之右降，赖乎阳中之阴生，阴生则沉静而亲下，权在戊土。戊己升降，全凭中气，中气一败，则己土不升而清阳下陷，戊土不降而浊气上逆，此阴虚阳虚所由来也。

阴虚

阴盛于下而生于上，火中之液，是曰阴根。阴液滋息，爱生金水。阴性沉静，其根一生，则沉静而亲下者，性也，是以金收而水藏。而金水之收藏，全赖胃土之降，胃土右降，金收于西而水藏于北，阳气蛰封，此木火生长之根本也。胃土不降，金水失收藏之政，君相二火泄露而升炎，心液消耗，则上热而病阴虚。

人知其金水之亏，而不知其胃土之弱。胃以阳体而含阴魄，旺则气化而阴生。以气统于肺而实化于胃，肺气清降，而产阴精，即胃土之右转而变化者也。是宜降肺胃以助收藏，未可徒滋心液也。

地魄汤

甘草二钱，炙	半夏三钱，制	麦冬三钱，去心
芍药三钱	五味子一钱，研	元参三钱
牡蛎三钱，煅，研		

煎大半杯，温服。

水为阴，而阴生于肺胃，胃逆而肺金不敛，君相升泄，则心液消亡，而阴无生化之原。麦冬、芍药，双清君相之火，半夏、五味，降摄肺胃之逆，元参清金而益水，牡蛎敛神而藏精。

若热伤肺气，不能化水，则用人参、黄芪，益气生水，以培阴精之原。此补阴之法也。

阳虚

阳盛于上而生于下，水中之气，是曰阳根。阳气长养，爱生木火。阳性浮动，其根一生，则浮动而亲上者，性也，是以木生而火长。而木火之生长，全赖脾土之升，脾土左升，木生于东而火长于南，纯阳之位，阴气萌滋，此金水收藏之根本也。脾土不升，木火失生长之政，一阳沦陷，肾气澌[①]亡，则下寒而病阳虚。

人知其木火之衰，而不知其脾土之弱。脾以阴体而抱阳魂，旺则血生而神化。以血藏于肝而实生于脾，肝血温升，而化阳神，即脾土之左旋而变化者也。是宜升肝脾以助生长，不止徒温肾气也。

天魂汤

甘草二钱	桂枝三钱	茯苓三钱	干姜三钱
人参三钱	附子三钱		

煎大半杯，温服。

火为阳，而阳升于肝脾，脾陷而肝木不生，温气颓败，则阳无生化之源。脾陷之根，因于土湿，土湿之由，原于水寒。甘草、茯苓，培土而泻湿，干姜、附子，暖脾而温肾，人参、桂枝，达木而扶阳。

若肝血虚弱，不能生火，则用归、地、首乌，以培阳神之原。以火清则神发，血者，神魂之母也。

夫纯阳则仙，纯阴则鬼。阳盛则壮，阴盛则病。病于阴虚者，千百之一，病于阳虚者，尽人皆是也。后世医术乖讹，乃开滋阴之门，率以阳虚之人而投补阴之药，祸流今古，甚可恨也！

① 澌　尽也。

阴脱

阳自右降，降于坎府，而化浊阴，则又含阳气，是谓阳根。阳性温和而升散，阴气左升而不陷者，有此坎阳以辟之也。其升散之权，全在于脾，脾气不升，则精血驰走而阴脱。

二十难曰：脱阴者，目盲。目者，阳明所发。阳根于坎，坎水阴也，而中抱阳气，坎阳温升，而生肝木。肝藏血而含魂，魂即血中温气之渐灵者。温化而为热，是魂化而为神。阳神发露，上开双窍，而为两目，目乃阳神所出入而游行也。阴脱者，阳根澌败，精血失藏，魂神不能发露，是以目盲。

凡人之清旦目盲者，是其阴气亡脱，定主死期不远。名为脱阴，而实以阳根之败，《素问》所谓目受血而能视者，亦是此理。后人不解经义，眼科书数千百部，悉以滋阴凉血，泻火伐阳，败其神明，以致眼病之家，逢医则盲。医理玄奥，非上智不解，乃以俗腐庸妄之徒，无知造孽，以祸生灵，可恨极矣！

乌肝汤

甘草二钱	人参三钱	茯苓三钱	干姜三钱
附子三钱，炮	首乌三钱，蒸	芍药三钱	桂枝三钱

煎大杯，温服。

阳脱

阴自左升，升于离位，而化清阳，则又含阴精，是谓阴根。阴性清肃而降敛，阳气右降而不逆者，有此离阴以翕之也。其降敛之机，全在于胃，胃气不降，则神气飞腾而阳脱。

二十难曰：脱阳者，见鬼。仙为纯阳，鬼为纯阴，人居阴阳之半，仙鬼之交，阳脱则人将为鬼，同气相感，是以见之。凡人之白昼见鬼者，是其阳气亡脱，亦将续登鬼录[①]矣。

兔髓汤

甘草二钱	人参三钱	五味一钱	半夏三钱
龙骨二钱，煅，研		元参三钱	附子三钱
牡蛎三钱，煅，研			

煎大半杯，温服。

阳脱则白日见鬼，阴脱则清旦目盲。阴阳既脱，无方可医。于其将脱之前，当见机而预防也。

精神

神胎于魂而发于心，而实根于坎阳，精孕于魄而藏于肾，而实根于离阴。阴根上抱，是以神发而不飞扬，阳根下蛰，是以精藏而不驰走。阳神发达，恃木火之生长，而究赖太阴之升，阴精闭蛰，资金水之收藏，而终籍阳明之降，太阴阳明，所以降金水以吸阳神，升木火以嘘阴精者也。

阳明不降，则火金浮升而神飘于上，太阴不升，则水木沉陷而精遗于下。盖阳中有阴，则神清而善发，阴中有

① 鬼录 死者之名籍也。

阳，则精温而能藏。脾陷则精不交神，胃逆则神不交精。阳神飞荡，故生惊悸，阴精驰走，故病遗泄。

阴升阳降，权在中气，中气衰败，升降失职，金水废其收藏，木火郁其生长，此精神所以分离而病作也。培养中气，降肺胃以助金水之收藏，升肝脾以益木火之生长，则精秘而神安矣。

神惊

神发于心而交于肾，则神清而不摇。神不交精，是生惊悸，其原由于胆胃之不降。

乙木上行，而生君火，甲木下行，而化相火，升则为君而降则为相，虽异体而殊名，实一本而同原也。相火之降，赖乎胃土，胃气右转，阳随土蛰，相火下根，是以胆壮而神谧。相火即君火之佐，相火下秘，则君火根深而不飞动，是以心定而神安。

胃土不降，相火失根，虚浮惊怯，神宇不宁，缘君相同气，臣败而君危，故魂摇而神荡也。阳神秘藏，则甘寝而善记，阳泄而不藏，故善忘而不寐也。

胃土之不降，由于脾土之湿。足阳明化气于燥金，性清降而收敛，金收而水藏之，故阳蛰于坎府，湿则胃土上郁，收令不行，故火泄而阳飞也。

火炎于上，肾水沉寒，阴凝气结，久而弥坚，历年增长，状如怀子，是谓奔豚。奔豚者，肾肝之阴气聚而不散者也。水寒木枯，郁而生风，摇撼不已，则心下悸动。悸见脐下，则根本振摇，奔豚发矣。奔豚上腾，侮土凌心，发作欲死，最为剧证。数年之后，渐而火败土崩，则人死矣。

大凡脾肾寒湿，无不有惊悸之证，惊悸不愈，必生奔豚积块。此皆中气亏损，阴盛阳虚之病也。庸工不解，以为心血不足，乃以归脾、补心之方，清凉滋润，助阴伐阳，百不一生，最可伤也。

少阳相火，其性甚烈，而惊悸之家，则阳败而火熄，非少阳之旺也。其相火极旺，如小建中、炙甘草两证，乃少阳伤寒，将传阳明，故以芍药、生地泻胆胃之燥热，内伤中此证颇少也。

金鼎汤

甘草二钱	茯苓三钱	半夏三钱	桂枝三钱
芍药三钱	龙骨二钱	牡蛎三钱	

煎大半杯，温服。

惊悸之证，土湿胃逆，相火不藏，应用茯苓去湿，半夏降胃，桂枝达肝，芍药敛胆，龙骨、牡蛎藏精聚神，以蛰阳根。阳降根深，则魂谧神安，惊悸不作矣。

其上热者，倍芍药以清胆火。下寒者，加附子以温肾水。

若病重年深，奔豚凝结，少腹气块，坚硬澌寒，此阴邪已盛。缓用附子，当燥土去湿，调其脾胃，后以温燥之药，熬膏贴之，详具“奔豚证”中。

精遗

精藏于肾而交于心，则精温而不走。精不交神，乃病遗泄，其原由于肝脾之不升。

丙火下行，而化壬水，癸水上行，而化丁火。壬水主藏，阳归地下者，壬水之蛰藏也。壬水非寒则不藏，阴阳之性，热则发扬而寒则凝闭，自然之理。壬水蛰藏，阳秘于内[①]，则癸水温暖，温气左升，是生乙木，升而不已，积温成热，是谓丁火。水之生木而化火者，以其温也。木火生长，阳气发达，阴精和煦，故不陷流。

壬水失藏，则阳泄而肾寒，水寒不能生木，木气下郁，则生疏泄。木以疏泄为性，愈郁则愈欲泄，以其生意不遂，时欲发舒之故也。遇夜半阳生，木郁欲动，则梦交接。木能疏泄，而水不蛰藏，是以流溢不止也。甚有木郁而生下热，宗筋常举，精液时流。庸工以为相火之旺，用知母、黄柏泻之，是益其癸水之寒而增其乙木之陷也。

乙木之升，权在己土，木生于水而实长于土，土运则木达，以脾阳升布，寒去温回，冰泮春生，百卉荣华故也。盖戊土西降，则化辛金，北行则化癸水，己土东升[②]，则化乙木，南行则化丁火。金水之收藏，实胃阴之右转，木火之生长，即脾阳之左旋也。土湿阳衰，生气不达，是以木

---

① 内　原作“丙”，形近之误，据闽本、蜀本改。

② 升　原作“行”，诸本均同，音近之误，据上文“戊土西降”、下文“木陷而不升”改。

陷而不升。人之壬水之失藏而不知乙木之不生，知乙木之不生而不知己土之弗运，乃以清凉固涩之品，败其脾阳而遏其生气，病随药增，愈难挽矣。

玉池汤

甘草二钱	茯苓三钱	桂枝三钱	芍药三钱
龙骨二钱	牡蛎三钱	附子三钱	

砂仁一钱，炒，研，去皮

煎大半杯，温服。

遗精之证，肾寒脾湿，木郁风动，甘草、茯苓，培土泻湿，桂枝、芍药，疏木清风，附子、砂仁，暖水行郁，龙骨、牡蛎，藏精敛神。水土暖燥，木气升达，风静郁消，遗泄自止。

其湿旺木郁，而生下热，倍茯苓、白芍，加泽泻、丹皮，泻脾湿而清肝热，不可谬用清凉滋润，败其脾肾之阳。盖肾精遗失，泄其阳根，久而温气亡脱，水愈寒而土愈湿。火土双亏，中气必败，未有失精之家，阴虚而生燥热者。其木郁下热，脾阳未亏，清其肝火，不至为害。若脾阳已亏，误用清润，则土败而人亡矣。仲景《金匮》亡血失精之义，后人一丝不解也。

灵雪丹

甘草	薄荷	甘遂	朝脑
阳起石	紫苏叶各三钱		

共研，碗盛，纸糊口，细锥纸上密刺小孔。另用碟覆碗上，碗边宽余半指，黑豆面固济。沙锅底铺粗沙，加水，

坐碗沙上，出水一寸。炭火煮五香[①]，水耗，常添热水。水冷取出，入麝香少许，研细，蟾酥少许，人乳浸化，葱涕，官粉，炼蜜为丸，绿豆大，瓷瓶封收。津水研半丸，掌上涂玉麈[②]头。约一两时，麈顶苏麻，便是药力透彻。秘精不泄，甚有良功。

若遗泄不止，势在危急，先炼此药，封之日落，研涂，一夜不走。肾精保固，徐用汤丸。

气血

气统于肺，血藏于肝，而总化于中气。胃阳右转而化气，气降则精生，阴化于阳也，脾阴左旋而生血，血升则神化，阳生于阴也。精未结而魄先凝，故魄舍于肺，气魄者，肾精之始基也。神未发而魂先见，故魂舍于肝，血魂者，心神之初气也。气，阳也，而含阴魄，是以清凉而降敛。血，阴也，而吐阳魂，是以温暖而升发。及其魂升而神化，则又降而为气，魄降而精生，则又升而为血。盖精血温升，则蒸腾而化神气，神气清降，则洒陈而化精血。精血神气，实一物也，悉由于中气之变化耳。

火金上热，则神气飞扬而不守，水木下寒，则精血泄溢而莫藏。故补养神气，则宜清凉，而滋益精血，则宜温暖。

---

① 五香 燃五炷香的时间。

② 玉麈（zhǔ 主） 原意以玉为柄制作的拂尘，在此借指阴茎，如产门曰玉门然。

气秉辛金清凉之性，清则调畅，热则郁蒸，畅则冲虚，郁则滞塞，滞塞而不降，故病上逆。血秉乙木温暖之性，温则流行，寒则凝瘀，行则鲜明，瘀则腐败，腐败而不升，故病下陷。气滞之家，胸膈胀满，痰嗽喘逆，半缘上中之虚热。血瘀之人，紫黑成块，杯碗倾泄，多因中下之虚寒。下寒则肺气之降于肝部者，亦遂陷泄而不升，上热则肝血之升于肺家者，亦遂逆流之不降，此气血致病之原也。

气滞

肺主藏气，凡脏腑经络之气，皆肺家之所播宣也。气以清降为性，以心火右转，则化肺气，肺气方化，而已胎阴魄，故其性清肃而降敛。实则顺降，虚则逆升，降则冲虚，升则窒塞。

君相之火，下根癸水，肺气敛之也。肺气上逆，收令不行，君相升泄，而刑辛金，则生上热。凡痞闷嗳喘，吐衄痰嗽之证，皆缘肺气不降。而肺气不降之原，则在于胃，胃土逆升，浊气填塞，故肺无下降之路。

肺胃不降，君相升炎，火不根水，必生下寒。气滞之证，其上宜凉，其下宜暖，凉则金收，暖则水藏。清肺热而降胃逆，固是定法，但不可以寒凉之剂泻阳根而败胃气。盖胃逆之由，全因土湿，土湿则中气不运，是以阳明不降，但用清润之药滋中湿而益下寒，则肺胃愈逆，上热弥增，无有愈期也。

下气汤

甘草二钱	半夏三钱	五味一钱	茯苓三钱
杏仁三钱，泡，去皮尖		贝母二钱，去心	芍药二钱
橘皮二钱			

煎大半杯，温服。

治滞在胸膈右肋者。

气积

肺藏气而性收敛，气病则积聚而不散，而肝气之积聚，较多于肺。肺气积聚，则痞塞于心胸，肝气积聚，则滞结于脐腹。

盖气在上焦则宜降，而既降于下，则又宜升。升者，肝之所司，以肝木主升，生气旺则气升，生气不足，故气陷而下郁也。而肝气之下郁，总由太阴之弱，以气秉金令，但能降而不能升，降而不至于下陷者，恃肝木之善达，肝木之善达者，脾土之左旋也。

气盛于肺胃而虚于肝脾，故肺气可泻而肝气不可泻。气积胸膈右肋，宜泻肺胃以降之，气积脐腹左胁，宜补肝脾以升之，此化积调气之法也。

达郁汤

桂枝三钱	鳖甲三钱，醋炙焦，研	甘草二钱
茯苓三钱	干姜三钱	砂仁一钱

煎大半杯，温服。

治积在脐腹左胁者。

肺胃积气，在胸膈右肋，肝脾积气，在脐[1]腹左胁，皆中气虚败之病也。补之则愈闷，破之则愈结，盖其本益[2]虚，其标益实，破之其本更虚，补之其标更实，是以俱不能效。善治者，肺胃之积，泻多而补少，肝脾之积，补多而泻少。半补而半行之，补不至于壅闭，行不至于削伐，正气渐旺，则积聚消磨矣。

血瘀

肝主藏血，凡脏腑经络之血，皆肝家之所灌注也。血以温升为性，缘肾水左旋，则生肝血，肝血方生，而已抱阳魂，故其性温和而升散。实则直升，虚则遏陷，升则流畅，陷则凝瘀。

盖血中温气，化火之本，而温气之原，则根于坎中之阳。坎阳虚亏，不能生发[3]乙木，温气衰损，故木陷而血瘀。久而失其华鲜，是以红变而紫，紫变而黑。木主五色，凡肌肤枯槁，目眦青黑者，皆是肝血之瘀。而肝血不升之原，则在于脾，脾土滞陷，生气遏抑，故肝无上达之路。

肝脾不升，原因阳衰阴旺，多生下寒，而温气抑郁，火胎沦陷，往往变而为热。然热在于肝，而脾肾两家，则全是湿寒，不可专用清润。至于温气颓败，下热不作者，

① 脐　原作“胸”，形近之误，据蜀本、集成本、上文“气积脐腹左胁”改。

② 益　多也。

③ 生发　原作“发生”，据闽本、蜀本、集成本乙转。

十之六七，未可概论也。

血瘀之证，其下宜温而上宜清，温则木生，清则火长。若木郁而为热，乃变温而为清，而脾肾之药，则纯宜温燥，无有二法。以脾陷之由，全因土湿，土湿之故，全因水寒。肾寒脾湿，则中气不运，是以太阴不升。水土湿寒，中气堙郁，君相失根，半生上热。若误认阴虚，滋湿生寒，夭枉人命，百不一救也。

破瘀汤

甘草二钱　茯苓三钱　丹皮三钱　桂枝三钱
丹参三钱　桃仁三钱，泡，去皮尖　干姜三钱
首乌三钱，蒸
煎大半杯，温服。

血脱

肝藏血而性疏泄，血病则脱亡而不守。未脱之先，温气虚亏，凝瘀不流。瘀少则结积而不下，瘀多则注泄而莫藏。凡便溺流漓，崩漏不禁，紫黑成块，腐败不鲜者，皆阳虚而木陷，血瘀而弗容也。

盖木性善达，水土寒湿，生气不达，是以血瘀，木郁风动，疏泄不敛，是以血脱，而肺血之脱亡，较多于肝。肝血下脱，则遗泄于便溺，肺血上流，则吐衄于口鼻。以血在下焦则宜升，而既升于上，则又宜降，降者，肺之所司，缘肺金主收，收气盛则血降，收气不足，故血涌而上溢也。而肺血之上溢，总由阳明之虚。以血秉木气，但能升而不能降，升而不至于上溢者，恃肺金之善敛，肺金之

收敛者，胃土之右转也。

血盛于肝脾而虚于肺胃，其脱于便溺，则由肝脾之寒，其脱于口鼻，或缘肺胃之热。而阳衰土湿，中气颓败，实为脱血之根。若专用清凉滋润，助阴伐阳，以败中气，人随药殒，百不一生。此非血病之必死，皆粗工之罪也。

衄血

肺窍于鼻，肺气降敛，则血不上溢，肺气逆行，收敛失政，是以为衄，其原因于胃土之不降。

《灵枢·百病始生》：卒然多食饮，则肠满，起居不节，用力过度，则络脉伤，阳络伤则血外溢，血外溢则衄血，阴络伤则血内溢，血内溢则后血。衄血者，阳络之伤，则营血逆流，而卫气不能敛也。

肺主卫气，其性收敛，血升而不溢者，赖卫气敛之。而卫气之敛，由于肺降，降则收令行也。而肺气之降，机在胃土，胃土上壅，肺无降路，收令失政，君相升泄，肺金被刑，营血不敛，故病鼻衄。而火炎金伤，不皆实热，多有中下湿寒，胃逆而火泻者。至于并无上热，而鼻衄时作，则全因土败而胃逆，未可清金泻火也。外感伤寒之衄，亦非关火盛，缘寒伤营血，营郁而卫闭，卫气壅遏，蓄而莫容，逆循鼻窍，以泻积郁，卫气升发，故冲营血，而为衄证。衄则卫郁泻而表病解，原非火旺金刑之故也。

仙露汤			
麦冬三钱	五味一钱	贝母二钱	半夏三钱
柏叶三钱	甘草二钱	芍药三钱	杏仁三钱
煎大半杯，温服。			

衄血之证，火泄金刑，气伤血沸，宜清金敛肺，以回逆流，而必并降胃气，降胃必用半夏。近世误以血证为阴虚，半夏性燥，不宜血家，非通人之论也。

若上热非盛，而衄证时作，则全因中下湿寒，当加干姜、茯苓温燥之药。若大衄之后，气泄阳亡，厥逆寒冷，宜加参、芪、姜、附，以续微阳，清润之药，切不可用。

吐血

血敛于肺而降于胃，肺气能收，则鼻不衄，胃气善降，则口不吐。肺气莫收，经络之血，乃从鼻衄，胃气莫降，脏腑之血，因自口吐。而肺气之敛，亦因胃气之降，吐衄之证，总以降胃为主。

胃气不降，原于土湿，土湿之由，原于寒水之旺。水寒土湿，中气堙郁，血不流行，故凝瘀而紫黑，蓄积莫容，势必外脱。土郁而无下行之路，是以上自口出。凡呕吐瘀血，紫黑成块，皆土败阳虚，中下湿寒之证。瘀血去后，寒湿愈增，往往食减而不消，饮少而不化。一旦土崩而阳绝，则性命倾殒，故大吐瘀血之家，多至于死。

其血色红鲜者，则缘肺热，然始因上热，而究变中寒。以血藏于肝，而肝木生火，心火之热，即血中之温气所化，血去而血中之温气亡泄，是以大失血后，寒栗而战摇也。

而其上热之时，推其中下，亦是湿寒。盖君相之火，随戊土下降，而归坎水，则上清而下暖。胃土不降，则君相升泄。非戊土之逆，而火何以升，非己土之湿，而胃何以逆，非癸水之寒，而土何以湿。胃逆火泄，升炎于上，而坎阳绝根，其肾水必寒，寒水泛滥，其脾土必湿，理自然也。

若夫零星咯吐，见于痰唾之中者，其证稍缓。以血去非多，则气泄有限，虽亦中下寒湿，而一时不至困败。但一遭庸手，久服清润，败其中气，则亦归死亡耳。

血证是虚劳大病，半死半生，十仅救五。而唐后医书，皆滋阴泻火，今古雷同，百不救一，实可哀也。

灵雨汤

甘草二钱	人参二钱	茯苓三钱	半夏三钱
干姜三钱	柏叶三钱	丹皮三钱	

煎大半杯，温服。

治大吐瘀血者。

吐血之证，中下湿寒，凝瘀上涌，用人参、甘草，补中培土，茯苓、干姜，去湿温寒，柏叶清金敛血，丹皮疏木行瘀，自是不易之法，尤当重用半夏，以降胃逆。

血本下行，肺胃既逆，血无下行之路，陈郁腐败，势必上涌。旧血既去，新血又瘀，逆行上窍，遂成熟路。再投清润之药，助其寒湿，中气败亡，速之死矣。若温中燥土，令其阳回湿去，复以半夏降逆，使胃气下行，瘀血既吐，鲜血自不再来。若下寒甚者，蜀椒、附子，亦当大用。

其零星咯吐，红鲜不凝，虽有上热，亦非实火。稍加麦冬、贝母，略清肺热，总以泻湿培土为主，不可过用苦寒也。

白茅汤			
人参二钱	甘草二钱	茯苓三钱	半夏三钱
麦冬三钱，去心	茅根三钱	芍药三钱	五味子一钱
煎大半杯，温服。			

治零星吐鲜血者。

血之零吐红鲜者，虽缘土湿胃逆，而肺家不无上热，泻湿降逆之中，自宜加清肺之药。

若相火极旺，则加黄芩而倍芍药。仲景三黄泻心汤，是治相火之极旺者，但此等颇少，未易轻用。若上热不敌下寒之剧，当大温水土，清润诸法，切不可用也。

便血

血生于脾，藏于肝，肝脾阳旺，血温而升，故不下泄。水寒土湿，脾陷土郁，风动而行疏泄之令，则后脱于大便。

阳气收敛，则土温而水暖，其脾湿而肾寒者，庚金之收令不行也。后世以为肠风，而用清润，脾阳愈败而愈陷，无有止期也。

其肝脾阳败，紫黑瘀腐，当补火燥土，以回残阳，暖血温肝，而升郁陷。若痔漏、脱肛之治，亦依此法通之。

桂枝黄土汤			
甘草二钱	白术三钱	附子三钱	阿胶三钱
地黄三钱	黄芩二①钱	桂枝二钱	灶中黄土三钱
煎大半杯，温服。			

① 二 原作“一”，系脱版之误，据闽本、蜀本、集成本改。

便血之证，亦因水土寒湿，木郁风动之故。仲景黄土汤，术、甘、附子，培土温寒，胶、地、黄芩，清风泻火相火，黄土燥湿扶脾，法莫善矣。此加桂枝，以达木郁，亦甚精密。

溺血

水寒土湿，脾陷木郁，风动而行疏泄，谷道不收，则后泄于大肠，水道不敛，则前淋于小便。

阳气蛰藏，则土温而水暖，其脾湿而肾寒者，壬水之藏令不行也。水性蛰藏，木性疏泄，水欲藏而不能藏，是以流漓而不止，木欲泄而不能泄，是以梗涩而不利。缘木愈郁则愈欲泄，愈欲泄则愈郁，郁生下热，小便赤数，虽火盛之极，而实以脾肾之阳虚。

泻湿燥土，升木达郁，自是主法。寒者温之，热者清之，然热在乙木，不在脾土，在肝则宜清凉，至于脾家，但宜温燥，虽肝热极盛，不可泻其脾土也。

宁波汤

甘草二钱	桂枝三钱	芍药三钱	阿胶三钱
茯苓三钱	泽泻三钱	栀子三钱	
发灰三钱，猪脂煎，研			
煎大半杯，温服。			

溺血与便血同理，而木郁较甚，故梗涩痛楚。苓、泽、甘草，培土泻湿，桂枝、芍药，达木清风，阿胶、发灰，滋肝行瘀，栀子利水泻热膀胱之热。

若瘀血紫黑，累块坚阻，加丹皮、桃仁之类行之，此定法也。

卷五

四圣心源

昌邑黄元御坤载著

病不过内外感伤，而杂病之传变，百出不穷。感伤者，百病之纲，百病者，感伤之目。譬如水火[①]，源本则合，支派攸分，虽殊途而同归，实一致而百虑[②]。

先圣既往，此道绝传，博考方书，乖讹万状。纵身若松柏，未必后雕，况资如蒲柳，动辄零谢，申之以杂病之侵凌，益之以群工之毒药，真轻尘之栖弱草，朝露之落薤上矣。痛昔亲从凋亡，手足伤毁，荒草颓坟，烟笼雾锁，感念存殁，情何可言，作杂病解。

杂病解上

鼓胀根原

鼓胀者，中气之败也。肺主气，肾主水，人身中半以上为阳，是谓气分，中半以下为阴，是谓水分，气盛于上，

---

① 火　原作“木”，形近之误，据集成本改。

② 百虑　“虑”，旅也，“旅”，众也。“百虑”，众多也。

水盛于下，阴阳之定位也。而气降则生水，水升则化气，阴阳互根，气水循环。究其转运之枢，全在中气，中气一败，则气不化水而抑郁于下，是谓气鼓，水不化气而泛溢于上，是为水胀。

《灵枢·营卫生会》：上焦如雾，中焦如沤，下焦如渎。上焦气盛，故如雾露之空濛。下焦水盛，故如川渎之注泻。而气水变化之原，出于中焦，中焦者，气水之交，气方升而水方降，水欲成气，气欲成水，气水未分，故其形如沤。

气之化水，由于肺胃，水之化气，由于肝脾。肺胃右降则阴生，故清凉而化水，气不化水者，肺胃之不降也，肝脾左升则阳生，故温暖而化气，水不化气者，肝脾之不升也。气不化水，则左陷于下而为气鼓，水不化气，则右逆于上而为水胀，而其根，总因土湿而阳败，湿土不运，则金木郁而升降窒故也。

气鼓

气从上降，而推原其本，实自下升，坎中之阳，气之根也。气升于肝脾，肝脾左旋，温暖而化清阳，是气升于水分也，肝脾不升，阴分之气堙郁而下陷，故脐以下肿。木性善达，其发达而不郁者，水温土燥而阳升也，水寒土湿，脾阳下陷，肝木不达，抑遏而克脾土，肝脾郁迫而不升运，是以凝滞而为胀满。肝气不达，郁而生热，传于脾土，脾土受之，以其湿热，传于膀胱，五行之性，病则传其所胜，势固然也。土燥则木达而水清，土湿则气滞不能生水，木郁不能泄水，故水道不利，加之以热，故淋涩而黄赤。

脾土既陷，胃土必逆。脾陷则肝木下郁，胃逆则胆火上郁。其下热者，肝木之不升也，其上热者，胆火之不降也。病本则属湿寒，而病标则为湿热。宜泻湿而行郁，补脾阳而达木气，清利膀胱之郁热也。

桂枝姜砂汤

茯苓三钱	泽泻三钱	桂枝三钱	芍药三钱
甘草三钱，炙	砂仁一钱，炒，研		干姜三钱

煎大半杯，入砂仁，略煎，去渣，入西瓜浆一汤匙，温服。

膀胱湿热，小便红涩者，加栀子清之。

脾肺湿旺，化生郁浊，腐败胶黏，不得下行，宜用瓜蒂散，行其痰饮。在下则泻利而出，在上则呕吐而出，去其菀陈，然后调之。

续随子仁，最下痰饮，用白者十数粒，研碎，去油，服之痰水即下。

瓜蒂散

瓜蒂二十个，研	赤小豆三钱，研	香豉三钱，研

热水一杯，煮香豉，令浓，去渣，调二末，温服。取吐下为度。

病重人虚者，不可服此，当用葶苈散。

水胀

水从下升，而推原其本，实自上降，离中之阴，水之根也。水降于肺胃，肺胃右转，清凉而化浊阴，是水降于气分也。肺胃不降，阳分之水淫泆而上逆，故脐以上肿。

金性喜敛，其收敛而不郁者，阳明胃土之降也，土湿胃逆，肺无降路，阳分之水，不得下行，阴分之水，反得上泛，水入于肺，宗气隔碍，则为喘满。水入于经，卫气壅阻，则为肿胀。

水生于肺而统于肾，藏于膀胱而泄于肝，肾与膀胱之腑，相为表里。饮入于胃，脾阳蒸动，化为雾气，而上归于肺。肺金清肃，雾气洒扬，充灌于经络，熏泽于皮肤，氤氲郁霭，化为雨露。及乎中焦以下，则注集滂沛，势如江汉矣。

膀胱者，水之壑也。肺气化水，传于膀胱，肝气疏泄，水窍清通，是以肿胀不作。膀胱之窍，清则开而热则闭。《灵枢》：三焦者，入络膀胱，约下焦，实则闭癃，虚则遗溺。其虚而遗溺者，相火之下虚也，其实而闭癃者，非相火之下实也。以肾主蛰藏，肾气能藏，则相火秘固而膀胱清，肾气不藏，则相火泄露而膀胱热。相火蛰藏，膀胱清利，是谓之实，膀胱之热者，相火泄于肾脏而陷于膀胱也。

相火藏于肾水，原不泄露，其泄而不藏者，过在乙木。木性疏泄，疏泄之令畅，则但能泄水而不至泄火。水寒土湿，生气郁遏，疏泄之令不行，而愈欲疏泄，故相火不得秘藏，泄而不通，故水道不能清利。

相火之陷，其原在肝，肝气之陷，其原在脾。肝脾郁陷，合相火而生下热，传于己土，己土以其湿热传于膀胱，是以淋涩而赤黄也。

膀胱闭癃，水不归壑，故逆行于胸腹，浸淫于经络，而肿胀作焉。水热穴论：其本在肾，其标在肺，皆积水也。故水病下为胕肿大腹，上为喘呼不得卧者，标本俱病。

其本之在肾者，宜泻之于膀胱，其标之在肺者，宜泻之于汗孔。汗溺之行，总以燥土疏木为主。水病之作，虽在肺肾两脏，而土湿木郁，乃其根本也。

苓桂浮萍汤

茯苓三钱	泽泻三钱	半夏三钱	杏仁三钱
甘草二钱	浮萍三钱	桂枝三钱	

煎大半杯，热服。覆衣，取汗。

中气虚，加人参，寒加干姜。肺热，加麦冬、贝母。

苓桂阿胶汤

茯苓三钱	泽泻三钱	甘草二钱	桂枝三钱
阿胶三钱			

煎大半杯，热服。

小便不清，加西瓜浆，热加栀子。中虚加人参，寒加干姜。

乙木遏陷，疏泄不行，阳败土湿，不能制伏水邪，故病肿胀。泻湿燥土，疏木行水，是定法也。后世八味加减之方，地黄助脾之湿，附子益肝之热，肝脾未至极败，服之可效，肝脾病深则不效，而反益其害，最误人也。

气位于上，水位于下，气之在上，虽壅满郁遏，而不至于胀，惟下陷而不升，则病气鼓，水之在下，虽停瘀凝结，而弗至于肿，惟上逆而不降，则病水胀。肿在身半以上者，水胀也，胀在身半以下者，气鼓也，其一身俱至肿胀者，气病于下而水病于上也。气水交病，则气中亦有积水，水中不无滞气。总之，气不离水，水不离气，气滞则水凝，水积则气聚，气病于下者，其水道必不利，水病于上者，其气道必不通。仲景《金匮·水气》之法，腰以上肿，当发其汗，汗发则气通而水亦泄，腰以下肿，当利小便，便利则水行而气亦达矣。

噎膈根原

噎膈者，阳衰土湿，上下之窍俱闭也。脾阳左升，则下窍能开，胃阴右降，则上窍不闭。下窍开，故旧谷善出，上窍开，故新谷善纳，新旧递嬗[①]，出纳无阻，气化循环，所以无病。

其上下之开，全在中气。中气虚败，湿土湮塞，则肝脾遏陷，下窍闭涩而不出，肺胃冲逆，上窍梗阻而不纳，是故便结而溺癃，饮碍而食格也。缘气之为性，实则清空，虚则滞塞。胃主降浊，脾主升清，胃降则浊气下传，上窍清空而无碍，是以善纳，脾升则清气上行，下窍洞达而莫壅，是以善出。胃逆则肺金不降，浊气郁塞而不纳，脾陷则肝木不升，清气涩结而不出。以阳衰土湿，中气不运，故脾陷而杜其下窍，胃逆而窒其上窍，升降之枢轴俱废，

① 嬗（shàn 缮） 传也。

出纳之机缄[1]皆息也。

其糟粕之不出，全因脾陷而肝郁，而谷食之不纳，则不止胃逆而肺壅，兼有甲木之邪焉。甲木逆行，克贼戊土，土木抟结，肺无下行之路，雾气堙瘀，化生痰涎，胸膈滞塞，故食噎不下。肺津化痰，不能下润，水谷二窍，枯槁失滋，而乙木之疏泄莫遂，故便溺艰涩。总缘中气不治，所以升降反作，出纳无灵也。

苓桂半夏汤

茯苓三钱	泽泻三钱	甘草二钱	桂枝三钱
半夏三钱	干姜三钱	生姜三钱	芍药三钱

煎大半杯，温服。

噎病胸膈滞塞，雾气淫蒸，而化痰饮，上脘不开，加之痰涎胶黏，故食阻不下，法宜重用半夏，以降胃气。痰盛者，加茯苓、橘皮，行其瘀浊，生姜取汁，多用益善。痰饮极旺，用瓜蒂散，吐其宿痰，下其停饮，胸膈洗荡，腐败清空，则饮食渐下矣。

胸膈之痞，缘肺胃上逆，浊气不降，而其中全是少阳甲木之邪。盖胃逆则肺胆俱无降路，胆木盘结，不得下行，经气郁迫，是以胸胁痛楚。当以甘草缓其迫急，芍药泻其木邪，柴胡、鳖甲，散其结郁。若兼风木枯燥，则加阿胶、当归，滋木清风，其痛自差。

---

① 机缄　“机”，关也，“缄”，闭也。“机缄”，谓有主司关闭，事不得已。在此指出纳之机能。

其大便燥结，粪粒坚硬，缘土湿胃逆，肺郁痰盛，不能化生津液，以滋大肠。大肠以阳明燥金之腑，枯槁失滋，自应艰涩。而阴凝气闭，下窍不开，重以饮食非多，消化不速，谷滓有限，未能充满胃肠[①]，顺行而下。盖以肝木郁陷，关窍堵塞，疏泄之令不行，是以便难。此宜以干姜、砂仁，温中破滞，益脾阳而开肠窍，以桂枝达木郁而行疏泄。干涩难下者，重用肉苁蓉，以滑肠窍，白蜜亦佳。木枯血燥，不能疏泄，加阿胶、当归，滋其风木。

其小便红涩，缘肺郁痰盛，不能生水，以渗膀胱，而土湿木郁，疏泄不行，故水道不利，此宜苓、泽、桂枝，泻湿疏木，以通前窍。甚者，用猪苓汤加桂枝，猪、茯、滑、泽，泻湿燥土，桂枝、阿胶，疏木清风，水道自利。噎家痰多溲少，全是土湿，湿土莫运，肝不升达，是以溺癃，肺不降敛，是以痰盛，泻湿以苓、泽为主，佐以利肺疏肝之品，则痰消而溲长矣。

下窍闭塞，浊无泄路，痞郁胸膈，食自难下。下窍续开，胸膈浊气，渐有去路，上脘自开。再以疏利之品，去其胸中腐败，食无不下之理。而上下之开，总以温中燥土为主。土气温燥，胃不上逆，则肺降而噎开，脾不下陷，则肝升而便利矣。

庸工以为阴虚燥旺，用地黄、牛乳滋润之药。更可诛

---

① 肠　原作“阳”，形近音近之误，据闽本、蜀本改。

者，至用大黄，噎病之人，百不一生，尚可寿及一年者，若服汤药，则数月死矣。医法失传，千古不得解人。能悟此理，则病去年增，不得死矣。

反胃根原

反胃者，阳衰土湿，下脘不开也。饮食容纳，赖于胃阴之降，水谷消磨，藉乎脾阳之升，中气健旺，则胃降而善纳，脾升而善磨，水谷化消，关门洞启，精华之上奉者，清空无滞，是以痰涎不生，渣滓之下达者，传送无阻，是以便溺不涩。

湿盛阳亏，中气虚败，戊土偏衰，则能消而不能受，己土偏弱，则能受而不能消。以阳含阴则性降，降则化阴而司受盛，故胃以阳土而主纳，阴含阳则气升，升则化阳而司消腐，故脾以阴土而主磨。阳性开，阴性闭，戊土善纳，则胃阳上盛而窍开，己土不磨，则脾阴下旺而窍闭。水谷善纳，上窍常开，所以能食，饮食不磨，下窍常闭，所以善吐。盖土性回运，气化无停，新故乘除，顷刻莫间，饮食不磨，势难久驻，下行无路，则逆而上涌，自然之理也。

其便结者，糟粕之传送无多也。隧窍闭涩，而渣滓有限，不能遽行，蓄积既久，而后破隘而下。下而又闭，闭而又下，零星断续，不相联属。及其迟日延时，传诸魄门，则粪粒坚硬，形如弹丸。缘大肠以燥金之腑，而肺津化痰，不能下润，故燥涩而艰难也。

仲景《金匮》，于反胃呕吐，垂大半夏之法，补中降逆，而润肠燥，反胃之圣方也。若与茯苓四逆合用，其效更神矣。

姜苓半夏汤			
人参三钱	半夏三钱	干姜三钱	茯苓三钱
白蜜半杯			
河水扬之二百四十遍，煎大半杯，入白蜜，温服。			

反胃与噎膈同理，但上脘不闭耳。全以温中燥湿，降逆开结为主。土燥阳回，饮食消化，自然不吐。谷精下润，渣滓盛满，传送无阻，大便自易。

湿气渗泄，必由便溺，若肝气不能疏泄，加桂枝、阿胶，疏木清风。利水滑肠之法，依噎膈诸方，无有异也。

消渴根原

消渴者，足厥阴之病也。厥阴风木与少阳相火，相为表里，风木之性，专欲疏泄，土湿脾陷，乙木遏抑，疏泄不遂，而强欲疏泄，则相火失其蛰藏。手少阳三焦以相火主令，足少阳胆从相火化气，手少阳陷于膀胱，故下病淋癃，足少阳逆于胸膈，故上病消渴。缘风火合邪，津血耗伤，是以燥渴也。

淋因肝脾之陷，消因胆胃之逆，脾陷而乙木不升，是以病淋，胃逆而甲木不降，是以病消。脾陷胃逆，二气不交，则消病于上而淋病于下。但是脾陷，则淋而不消，但是胃逆，则消而不淋。淋而不消者，水藏而木不能泄也，消而不淋者，木泄而水不能藏也。木不能泄，则肝气抑郁而生热，膀胱热涩，故溲便不通，水不能藏，则肾阳泄露而生寒，肾脏寒滑，故水泉不止。

肝木生于肾水而胎心火，火之热者，木之温气所化，木之温者，水之阳根所发。水主蛰藏，木主疏泄，木虚则遏抑子气于母家，故疏泄不行，而病淋涩，木旺则盗泄母气于子家，故蛰藏失政，而善溲溺。

《素问·气厥论》：心移热于肺，肺消，肺消者，饮一溲二，死不治。此上下俱寒，上寒则少饮，下寒则多溲。饮一溲二，是精溺之各半也，是以必死。《金匮》：男子消渴，小便反多，饮一斗，小便一斗。此下寒上热，下寒则善溲，上热则善饮。饮一溲一，是溺多而精少也，则犹可治。渴欲饮水，小便不利者，是消淋之兼病者也。

肾气丸			
地黄二两八钱	山萸一两四钱	山药一两四钱	丹皮一两
茯苓一两	泽泻一两	桂枝三钱五分	附子三钱五分
炼蜜丸，梧子大，酒下十五丸，日再服。不知，渐加。			

《金匮》：消渴，饮一斗，小便一斗，上伤燥热，下病湿寒，燥热在肝肺之经，湿寒在脾肾之脏。肾气丸，茯苓、泽泻，泻湿燥土，地黄、丹、桂，清风疏木，附子温肾水之寒，薯蓣、山萸①，敛肾精之泄，消渴之神方也。

肝主疏泄，木愈郁而愈欲泄，泄而不通，则小便不利，

① 山萸　原脱，诸本均同，据《金匮悬解·卷十一·消渴小便不利淋》释文“薯蓣、山萸，敛肝气而摄水”补。

泄而失藏，则水泉不止。肾气丸能缩小便之太过，亦利小便之不通。《金匮》：小便一斗者主之，小便不利者亦主之。以其泻湿而燥土，清风而疏木也。

猪苓汤			
猪苓三钱	茯苓三钱	泽泻三钱	滑石三钱，研
阿胶三钱			
煎大半杯，入阿胶，消化，温服。			

治上消下淋者。

上渴而下淋者，土湿木郁，而生风燥。猪、茯[①]、滑、泽，泻湿燥土，阿胶滋木清风，解渴通淋之良法也。

若木郁不能疏泄，宜加桂枝，以达木气。若消淋兼作而发热脉浮者，是土湿木郁而感风邪，当以五苓发其汗也。

桂附苓乌汤		
茯苓三钱	泽泻三钱	桂枝三钱
干姜三钱	附子三钱	龙骨三钱，煅，研
牡蛎三钱，煅，研	首乌三钱，蒸	
煎大半杯，温服。		

治饮一溲二者。

《素问》：饮一溲二，水寒土湿，木气疏泄，宜苓、泽泻湿燥土，姜、附暖水温中，桂枝、首乌达木荣肝，龙骨、牡蛎敛精摄溺[②]。病之初起，可以救药，久则不治。

颠狂根原

颠狂者，即惊悸之重病也。肝为木，其气风，其志怒，

① 茯　原作“苓”，据蜀本、集成本改。

② 溺　原作“弱”，形近之误，据闽本、蜀本、集成本改。

其声呼。心为火，其气热，其志喜，其声言。肺为金，其气燥，其志悲，其声哭。肾为水，其气寒，其志恐，其声呻。脾为土，其气湿，其志忧，其声歌。气之方升而未升则怒，已升则为喜，气之方降而未降则悲，已降则为恐。盖陷于重渊之下，志意幽沦，是以恐作。方其半陷，则凄凉而为悲，悲者，恐之先机也。升于九天之上，神气畅达，是以喜生。方其半升，则拂郁为怒，怒者，喜之未遂也。

凡人一脏之气偏盛，则一脏之志偏见，而一脏之声偏发。颠病者，安静而多悲恐，肺肾之气旺也。狂病者，躁动而多喜怒，肝心之气旺也。肺肾为阴，肝心为阳，二十难曰：重阴者颠，重阳者狂，正此义也。而金水之阴旺，则因于阳明之湿寒，木火之阳盛，则因于太阴之湿热。缘胃土右降，金水所从而下行，湿则不降，金水右滞而生寒，金旺则其志悲，水旺则其志恐也。脾土左升，木火所从而上行，湿则不升，木火左郁而生热，木旺则其志怒，火旺则其志喜也。湿寒动则寝食皆废，悲恐俱作，面目黄瘦，腿膝清凉，身静而神迷，便坚而溺涩，此皆金水之旺也。湿热动则眠食皆善，喜怒兼生，面目红肥，臂肘温暖，身动而神慧，便调而水利，此皆木火之旺也。

颠缘于阴旺，狂缘于阳旺。阴阳相判，本不同气，而颠者历时而小狂，狂者积日而微颠。阳胜则狂生，阴复则颠作，胜复相乘，而颠狂迭见，此其阴阳之俱偏者也。

苓甘姜附龙骨汤			
半夏三钱	甘草二钱	干姜三钱	附子三钱
茯苓三钱	麦冬三钱，去心	龙骨三钱	牡蛎三钱
煎大半杯，温服。			

有痰者，加蜀漆。

治颠病悲恐失正者。

丹皮柴胡犀角汤			
丹皮三钱	柴胡三钱	犀角一钱，研汁	生地三钱
芍药三钱	茯苓三钱	甘草二钱，炙	
煎大半杯，温服。			

有痰者，加蜀漆。

治狂病喜怒乖常者。

劳伤中气[①]，土湿木郁，则生惊悸。湿旺痰生，迷其神智，喜怒悲恐，缘情而发，动而失节，乃病颠狂。颠狂之家，必有停痰。痰者，颠狂之标，湿者，颠狂之本。颠起于惊，狂生于悸，拔本塞原之法不在痰。若宿痰胶固，以瓜蒂散上下涌泄，令脏腑上下清空，然后燥土泻湿，以拔其本。

痰饮根原

痰饮者，肺肾之病也，而根原于土湿。肺肾为痰饮之标，脾胃为痰饮之本。盖肺主藏气，肺气清降则化水，肾

① 气　原作“风”，据蜀本、集成本改。

主藏水，肾水温升则化气。阳衰土湿，则肺气壅滞，不能化水，肾水凝瘀，不能化气。气不化水，则郁蒸于上而为痰，水不化气，则停积于下而为饮。大凡阳虚土败，金水堙郁，无不有宿痰留饮之疾。

清道堵塞，肺气不布，由是壅嗽发喘，息短胸盛[①]，眠食非旧，喜怒乖常。盖痰饮伏留，腐败壅阻，碍气血环周之路，格精神交济之关，诸病皆起，变化无恒，随其本气所亏而发，而总由脾阳之败。缘足太阴脾以湿土主令，手太阴肺从湿土化气，湿旺脾亏，水谷消迟，脾肺之气，郁而不宣，淫生痰涎。岁月增加，久而一身精气尽化败浊，微阳绝根，则人死矣。

高年之人，平素阳虚，一旦昏愦痰鸣，垂头闭目，二三日即死。此阳气败脱，痰证之无医者也。其余百病，未至于此。

悉宜燥土泻湿，绝其淫泆生化之源，去其瘀塞停滞之物，使之精气播宣，津液流畅，乃可扶衰起危，长生不老耳。

姜苓半夏汤

茯苓三钱	泽泻三钱	甘草二钱	半夏三钱
橘皮三钱	生姜三钱		

煎大半杯，温服。

百病之生，悉由土湿，是以多有痰证，而鼓胀、噎膈、

① 盛 满也。

虚劳、吐衄、嗽喘、惊悸之家更甚。原因土湿阳虚，气滞津凝。法宜燥土泻湿，利气行郁，小半夏加茯苓、橘皮，是定法也。

在上之痰，半成湿热，在下之饮，纯属湿寒，上下殊方，温清异制，大要以温燥水土为主。上热者，加知母、石膏。下寒者，佐干姜、附子。痰之陈宿缠绵，胶固难行者，加枳实开之。饮之停瘀脏腑者，上在胸膈，用十枣汤泻其气分，下在脐腹，用猪苓汤泻于水道。流溢经络者，用五苓散泻之汗孔。上脘之痰，可从吐出，中脘之痰，可从便下，若经络之饮，非使之化气成津，泻于汗尿，别无去路也。一切痰饮，用瓜蒂散吐之，功效最捷。续随子仁，驱逐痰饮，亦良物也。

咳嗽根原

咳嗽者，肺胃之病也。胃土右转，肺金顺下，雾气降洒，津液流通，是以无痰，呼吸安静，上下无阻，是以不嗽。胃土上逆，肺无降路，雾气堙塞，故痰涎淫生，呼吸壅碍，则咳嗽发作。其多作于秋冬者，风寒外闭，里气愈郁故也。

而胃之所以不降，全缘阳明之阳虚。太阴以己土而生湿，阳明从庚金而化燥，燥敌其湿，则胃降而脾升，湿夺其燥，则脾陷而胃逆。以燥为阳而湿为阴，阳性运而阴性滞，理自然也。

《素问·咳论》：其寒饮食入胃，从肺脉上至于肺则肺寒，肺寒则外内合邪，因而客之，则为肺咳。是咳嗽之证，因于胃逆而肺寒，故仲景治咳，必用干姜、细辛。

其燥热为嗽者，金燥而火炎也。手阳明以燥金主令，燥气旺则手太阴化气于庚金而不化气于湿土，一当胃逆胆升，刑以相火，则壅嗽生焉。然上虽燥热，而下则依旧湿寒也。盖肺胃顺降，则相火蛰藏而下温，肺胃逆升，则相火浮动而上热，上热则下寒，以其火升而不降也。缘足太阴之湿盛，则辛金从令而化湿，是生湿嗽，手阳明之燥盛，则戊土从令而化燥，是生燥咳。燥则上热，湿则下寒。究之湿为本而燥为标，寒为原而热为委。悟先圣咳嗽之义，自得之矣。

姜苓五味细辛汤

茯苓三钱	甘草二钱	干姜三钱	半夏三钱
细辛三钱	五味一钱，研		

煎大半杯，温服。

咳证缘土湿胃逆，肺金不降，气滞痰生，窍隧阻碍，呼吸不得顺布。稍感风寒，闭其皮毛，肺气愈郁，咳嗽必作。其肺家或有上热，而非脾肾湿寒，不成此病。岐伯之论，仲景之法，不可易也。

其甚者，则为齁喘，可加橘皮、杏仁，以利肺气。若肺郁生热，加麦冬、石膏，清其心肺。若胆火刑金，加芍药、贝母，以清胆肺。劳嗽吐血，加柏叶，以敛肺气。若感冒风寒，嚏喷流涕，头痛恶寒，加生姜、苏叶，以解表邪。

肺痈根原

肺痈者，湿热之郁蒸也。阳衰土湿，肺胃不降，气滞痰生，胸膈瘀塞，湿郁为热，淫泆熏蒸，浊瘀臭败，腐而为脓。始萌尚可救药，脓成肺败则死。此缘湿旺肺郁，风闭皮毛，卫气收敛，营郁为热，热邪内闭，蒸其痰涎，而化痈脓故也。

盖风中于表，则腠理疏泄而汗出，热蒸于里，则经阳遏闭而恶寒。卫阳外敛，呼气有出而不入，营阴内遏，吸气有入而不出。营卫不交，风热兼作，风邪外伤其皮毛。

皮毛者，肺之合也。湿土郁满，肺气不降，而风袭皮毛，泄其卫气。卫气愈泄而愈敛，皮毛始开而终闭，肺气壅塞，内外不得泄路，痞闷喘促，痰嗽弥增，口干咽燥，而不作渴。少饮汤水，则津液沸腾，多吐浊沫。热邪内伤其津血，津血与痰涎郁蒸，腐化脓秽，吐如米粥。久而肺脏溃烂，是以死也。

病生肺部，而根原于胃逆，其胸膈之痛，则是胆木之邪。以胃土不降，肺胆俱无下行之路，胆以甲木而化相火，甲木克戊土，则膈上作疼，相火刑辛金，则胸中生热。是宜并治其标本也。

苏叶橘甘桔汤

苏叶三钱	甘草二钱	桔梗三钱	杏仁三钱
茯苓三钱	贝母三钱	橘皮三钱	生姜三钱

煎大半杯，温服。

胃逆胸满重，加半夏。

肺痈，胸膈湿热，郁蒸痰涎，而化痈脓。痰盛宜逐，脓成当泻。胶痰堵塞，以甘遂、葶苈之属驱之，脓血腐瘀，以丹皮、桃仁之类排之。

剧者用仲景二白散，吐下脓秽，以救脏真，胜于养痈遗害者也。

二白散		
桔梗三分	贝母三分	巴豆一分，去皮，炒，研如脂
为末，饮服半钱匕，虚者减之。		

脓在膈上则吐，在膈下则泄。下多，饮冷水一杯，则止。

葶苈大枣泻肺汤	
葶苈炒黄，研，弹子大	大枣十二枚
水三杯，煮枣，取二杯，去枣，入葶苈，煮取一杯，顿服。	

脓未成则痰下，脓已成则脓下。

卷六 四圣心源

昌邑黄元御坤载著

杂病解中

腹痛根原

腹痛者，土湿而木贼之也。乙木升于己土，甲木降于戊土，肝脾左旋，胆胃右转，土气回运而木气条达，故不痛也。水寒土湿，脾气陷而胃气逆，肝胆郁遏，是以痛作。

盖乙木上升，是为枝叶，甲木下降，是为根本。脾陷则乙木之枝叶不能上发，横塞地下，而克己土，故痛在少腹，胃逆则甲木之根本不能下培，盘郁地上，而克戊土，故痛在心胸。肝胆之经，旁循胁肋，左右并行，而三阳之病，则外归于经，三阴之病，则内归于脏。以阴盛于内而阳盛于外，故痛在脏腑者，厥阴之邪，痛在胁肋者，少阳之邪也。至于中气颓败，木邪内侵，则不上不下，非左非右，而痛在当脐，更为剧也。

此其中间，有木郁而生风热者。肝以风木主令，胆从相火化气，下痛者，风多而热少，上痛者，热多而风少，而究其根原，总属湿寒。

若有水谷停瘀，当以温药下之，仲景大黄附子汤，最善之制也。若宿物留滞，而生郁热，则厚朴七物汤，是良法也。如其瘀血堙塞，气道梗阻，而生痛者，则以破结行瘀之品利之，桂枝茯苓丸、下瘀血汤，酌其寒热而选用焉。若无宿物，法宜培土疏木、温寒去湿之剂，大建中、附子粳米、乌头石脂三方，实诸痛证之准绳也。

姜苓桂枝汤

桂枝三钱　芍药三钱　甘草二钱　茯苓三钱

干姜三钱

煎大半杯，温服。

治脾肝下陷，痛在少腹者。

柴胡桂枝鳖甲汤

柴胡三钱　鳖甲三钱，醋炙　甘草二钱　桂枝三钱

半夏三钱　芍药三钱　茯苓三钱

煎大半杯，温服。

治胃胆上逆，痛在心胸者。

胃寒，加干姜、川椒、附子。

凡心腹疼痛，率因水寒土湿，木气郁冲所致。心腹痛剧欲死，四肢冰冷，唇口指甲青白者，宜姜、椒、附、桂，驱寒邪而达木郁，必重用苓、甘，泻湿培土，而缓其迫急，其痛自止。肝以风木主令，胆从相火化气，其间木郁风动，火郁热发，亦往往而有，而推其脾肾，无不湿寒之理。即

有风热兼作，用芍药、柴、芩[1]，以泻肝胆，而脾肾之药，必宜温燥，此定法也。

肝主藏血，风动血耗，乙木枯槁，生意不遂，郁怒而贼脾土，则生疼痛。若血枯木燥，宜芍药、阿胶、归、地、首乌之类，以滋风木。木荣风退，即当减去，不可肆用，以败土气。

血郁痛作，或内在脏腑，或外在经络。其证肌肤甲错，两目黯黑，多怒而善忘。以肝窍于目，主藏血而华色，血瘀不能外华，故皮肤粗涩而黑黯也。宜用丹皮、桃仁，破其瘀血。若癥结难开，加䗪虫、虻虫之类行之。寻常血瘀，五灵脂、山羊血，功力亦良。

饮食停滞，土困木郁，以致作痛，用仲景温下之法，大黄、姜、附，泻其食水。剧者，少加巴霜一二厘，扩清陈宿，功效最捷。一切宿物壅阻，并宜此法。

腰痛根原

腰痛者，水寒而木郁也。木生于水，水暖木荣，生发[2]而不郁塞，所以不痛。肾居脊骨七节之中，正在腰间，水寒不能生木，木陷于水，结塞盘郁，是以痛作。木者，水中之生意，水泉温暖，生意升腾，发于东方，是以木气根荄下萌。正须温养，忽而水结冰澌，根本失荣，生气抑遏，则病腰痛。

---

① 芩　原作“苓”，形近之误，据闽本、蜀本、集成本改。

② 生发　原作“发生”，据闽本、集成本、下文“生意升腾，发于东方”乙转。

腰者，水之所在，腹者，土之所居，土湿而木气不达，则痛在于腹，水寒而木气不生，则痛在于腰。然腰虽水位，而木郁作痛之原，则必兼土病。盖土居水火之中，火旺则土燥，水旺则土湿，太阴脾土之湿，水气之所移也。土燥则木达而阳升，土湿则木郁而阳陷，癸水既寒，脾土必湿，湿旺木郁，肝气必陷，陷而不已，坠于深渊，故腰痛作也。

色过而腰痛者，精亡而气泄也。精，阴也，而阴中之气，是谓阳根。纵欲伤精，阳根败泄，变温泉而为寒冷之渊，化火井而成冰雪之窟，此木枯土败之原，疼痛所由来也。缘阴阳生长之理，本自循环，木固生火，而火亦生木。少阴之火，升于九天之上者，木之子也，少阳之火，降于九地之下者，木之母也。其生于水者，实生于水中之火，水中之阳，四象之根也，《难经》所谓肾间动气，生气之原也。

桂枝姜附阿胶汤

茯苓三钱	桂枝三钱	甘草二钱	干姜三钱
附子三钱	阿胶三钱，炒，研		

煎大半杯，温服。

奔豚根原

奔豚者，肾家之积也。平人君火上升而相火下蛰，火分君相，其实同气，君相皆蛰，则肾水不寒。火之下蛰，实赖土气，胃气右降，金水收藏，则二火沉潜而不飞扬。土败胃逆，二火不降，寒水渐冱，阴气凝聚，久而坚实牢硬，结于少腹，是谓奔豚。《难经》：肾之积，曰奔豚是也。

水邪既聚，逢郁则发，奔腾逆上，势如惊豚，腹胁心胸诸病皆作，气冲咽喉，七窍火发，危困欲死，不可支也。及其气衰而还，诸症乃止。病势之凶，无如此甚。

然积则水邪而发则木气。其未发也，心下先悸，至其将发，则脐下悸作。以水寒木郁，则生振摇，枝叶不宁，则悸在心下，根本不安，则悸在脐间。脐上悸生者，是风木根摇，故发奔豚。

仲景《霍乱》：若脐上筑者，肾气动也。肾气者，风木摇撼之根，而论其发作，实是木邪。木邪一发，寒水上凌，木则克土，而水则刑火，火土双败，正气贼伤，此奔豚所以危剧也。

悸者，风木之郁冲，惊者，相火之浮宕。火不胜水，五行之常，所恃者，子土温燥，制伏阴邪，培植阳根，蛰于坎府，根本不拔，则胆壮而神谧。土湿阳衰，不能降蛰相火，阳根泄露，飘越无依，寒水下凝，阴邪无制，巨寇在侧，而身临败地，故动惕慌悬，迄无宁宇。凡惊悸一生，即为奔豚欲发之兆，不可忽也。

茯苓桂枝甘草大枣汤

茯苓一两	桂枝四钱	甘草二钱	大枣十五枚

甘澜水四杯，先煎茯苓，减二杯，入诸药，煎大半杯，温服，日三剂。

作甘澜水法：大盆置水，以勺扬之千百遍，令水珠散乱，千颗相逐，乃取用之。

治汗后亡阳，脐下悸动，奔豚欲作者。

桂枝加桂汤

桂枝五钱	芍药三钱	甘草二钱	生姜三钱
大枣四枚			

煎大半杯，温服。

治奔豚方作，气从少腹上冲心部者。

奔豚汤

甘草二钱	半夏四钱	芍药二钱	当归二钱
黄芩二钱	生姜四钱	芎䓖[①]三钱	生葛五钱
甘李根白皮三钱			

煎大半杯，温服。

治奔豚盛作，气上冲胸，头疼腹痛，往来寒热者。

奔豚之生，相火升泄，肾水下寒，不能生木。风木郁冲，相火愈逆，故七窍皆热。少阳经气，被阴邪郁迫，故有往来寒热之证。芎、归疏肝而滋风木，芩、芍泻胆而清相火，奔豚既发，风热上隆，法应先清其上。

龙珠膏

川椒五钱	附子五钱	乌头五钱	巴豆三钱，研，去油
桂枝五钱	茯苓八钱	牡蛎五钱	鳖甲五钱

芝麻油、黄丹熬膏，加麝香、阿魏，研细，布摊，贴病块。

奔豚已结，气块坚硬，本属寒积。但阴邪已盛，稍服附子温下，寒邪不伏，奔豚必发，以邪深药微，非附子之过也。不治，则半年一载之间，必至殒命。此宜温燥脾胃，去其中焦湿寒，土燥阳回，力能制水，然后以此膏贴之。

① 䓖　原作“穷”，音同形近之误，据闽本、集成本改。

寒消块化，悉从大便而出，滑白粘联，状如凝脂。浊瘀后泄，少腹松软，重用附子暖水，然后乃受。

瘕疝根原

瘕疝者，肾肝之积也。木生于水，水之为性，得阳和而冰泮，遭阴肃而冻合，冰泮则木荣，冻合则木枯。肾水澌寒，木气郁遏，臃[①]肿结硬，根于少腹，而盘于阴丸，是谓寒疝。

水凝则结，而为内寒，木郁则发，而为外热。内寒盛则牢坚而不出，外热作则奔突而不入，大小无常，动止莫测。病发则痛楚欲死，性命攸关，非细故也。

此肾肝之邪，而实原于任脉。《素问·骨空论》：任脉为病，男子内结七疝，女子带下瘕聚。任者，诸阴之统任，少阴厥阴之气，总原于任脉。肾中阳秘，则冰消冻释，任中无固结之邪。肾中阳泄，水寒木郁，阴气凝滞，乃成疝瘕带下之疾。肾性蛰藏，肝性疏泄，水气旺则结而为疝瘕，木气旺则流而为带下，无二理也。任为阴而督为阳，男则督旺，女则任旺，故男子之疝气犹少，而女子之瘕带最多。

法宜温水木之寒，散肾肝之结。结寒温散，瘕疝自消。仲景大乌头煎、乌头桂枝二方，乃此病之良法也。

肾囊偏坠者，谓之㿗疝，是肝木之郁陷，臃肿硬大，常出而不入者。其时时上下者，谓之狐疝，言如狐狸之出

① 臃　原作“拥”，诸本均同，音近之误，据上下文义改。

没无常也。

茱萸泽泻乌头桂枝汤			
吴茱萸三钱，炮	泽泻三钱	乌头三钱，炮	桂枝三钱
芍药三钱	甘草二钱	生姜三钱	大枣四枚
煎大半杯，温服。			

仲景乌头桂枝汤，用乌头汤[1]一杯，桂枝汤半杯，合煎，取一杯，分五服，不知，再服。其知者，如醉状。得吐为中病。今加茱萸、泽泻，去其寒湿，以绝疝瘕之根。

其臃肿偏坠者，用此药汤热洗之，或用药末，盛袋[2]中，热熨之，日作数次，令其囊消而止。

其狐疝之偏有大小，时时上下者，仲景用蜘蛛散，亦良。

蜘蛛散	
蜘蛛十四枚，炒焦	桂枝五分
研末，取八分一匕，饮和，日再服。蜜丸亦可。	

积聚根原

积聚者，气血之凝瘀也。血积为癥，气积为瘕。《金匮》：妇人宿有癥病，经断未及三月，而得漏下不止，胎动在脐上者，此为癥痼害，所以血不止者，其癥不去故也。缘瘀血癥聚，不在子宫，三月胎长，与癥痼相碍，故血阻而下，是癥病之为血也。《伤寒》：阳明病，若中寒，不能食，

① 乌头汤　诸本均同，指《金匮》大乌头煎。
② 袋　原作“带”，音同之误，据集成本改。

小便不利，手足濈然汗出，此欲作痼瘕，必大便初硬后溏，所以然者，以胃中冷，水谷不别故也。缘寒气凝结，水谷不消，则大便泄利，《难经》谓之大瘕泄，是瘕病之为气也。

癥瘕之病，多见寒热，以气血积聚，阳不外达，故内郁而[1]发热，阴不内敛，故外束而恶寒。气统于肺，血藏于肝，气聚者，多下寒，血积者，多上热。盖离阴右降，而化金水，及其成水，而又抱阳气，故下焦不寒，气聚则金水失其收藏，阳不下蛰，是以寒生。坎阳左升，而化木火，及其成火，而又含阴精，故上焦不热，血积则木火失其生长，阴不上根，是以热作。

血性温暖而左升，至右降于金水，则化而为清凉，血之左积者，木之不温也，血之右积者，金之不凉也。气性清凉而右降，至左升于木火，则化而为温暖，气之右聚者，金之不清也，气之左聚者，木之不暖也。而溯其原本，总原于土，己土不升，则木陷而血积，戊土不降，则金逆而气聚。中气健运而金木旋转，积聚不生，癥瘕弗病也。

化坚丸

甘草二两　丹皮三两　橘皮三两　桃仁三两

杏仁三两　桂枝三两

炼蜜、陈醋丸，酸枣大，米饮下三五丸，日二次。

若癥瘕结硬难消，须用破坚化癖之品。内寒加巴豆、川椒。内热加芒硝、大黄。

① 而　原脱，诸本均同，据下文“外束而恶寒”补。

积聚之病，不过气血，左积者，血多而气少，加鳖甲、牡蛎，右聚者，气多而血少，加枳实、厚朴。总之，气不得血则不行，血不得气则不运，气聚者，血无有不积，血积者，气无有不聚，但有微甚之分耳。其内在脏腑者，可以丸愈，外在经络者，以膏药消之。

化坚膏

归尾四钱	鳖甲八钱	巴豆四钱，研	黄连四钱
三棱四钱	莪术四钱	山甲一两二钱	筋余一钱

以上八味，用芝麻油一斤、净丹八两，熬膏。

硼砂四两	硇砂四钱	阿魏六钱，炒，研	麝香二钱
人参四钱	三七四钱	山羊血四钱	肉桂四钱

以上八味，研细，入膏，火化，搅匀，稍冷，倾入水盆，浸二三日，罐收，狗皮摊。皮硝水热洗皮肤，令透，拭干。生姜（切）擦数十次，贴膏。

一切癖块积聚，轻者一贴，重者两贴，全消。渐贴渐小，膏渐离皮，未消之处，则膏粘不脱。

忌一切发病诸物，惟猪、犬、鸭、凫、有鳞河鱼、菘、韭、米、面不忌。其余海味、鸡、羊、黄瓜，凡有宿根之物，皆忌。若无鳞鱼、天鹅肉、母猪、荞麦、马齿苋，则忌之终身。犯之，病根立发。若癖块重发，则不可救矣。

蛔虫根原

蛔虫者，厥阴肝木之病也。木郁则蠹生，肝郁则虫化。木以水为母而火为子，乙木升于己土，胎于癸水，而生君火，水升而化清阳，是以火不上热，甲木降于戊土，胎于壬水，而生相火，火降而化浊阴，是以水不下寒。肝升而胆降，火清而水暖，木气温畅，故蠹蛔不生，以其土运而木荣也。土湿脾陷，不能荣达肝木，子母分离，寒热不交，木以水火中气，堙于湿土，不得上下调济，由是寒热相逼，温气中郁，生意盘塞，腐蠹朽烂，而蛔虫生焉。

凡物湿而得温，覆盖不发，则郁蒸而虫化，或热或寒，不能生也。故虫不生于寒冰热火之中，而独生于湿木者，以木得五行之温气也。温气中郁，下寒上热，故仲景乌梅丸方，连、柏与姜、附并用，所以清子气之上热，温母气之下寒也。不去中下之湿寒，而但事杀蛔，土败木枯，则蛔愈杀而生愈繁。此当温燥水土，以畅肝木，则蛔虫扫迹而去矣。医书杀虫之方，百试不效者也。

乌苓丸		
乌梅百枚，米蒸，捣膏	人参二两	桂枝二两
干姜二两	附子二两	川椒二两，去目，炒
当归二两	茯苓三两	
炼蜜同乌梅膏丸梧子大，每服三十丸，日二次。		

若虫积繁盛者，加大黄二两、巴霜二钱，下尽为佳。

蛔虫生化，原于土湿木郁，法以燥土疏木为主。线白虫证，是肝木陷于大肠，木郁不达，是以肛门作痒。虫生大肠之位，从庚金化形，故其色白。而木陷之根，总由土湿，当于燥土疏木之中，重用杏仁、橘皮，以泻大肠滞气，佐以升麻，升提手阳明经之坠陷也。

便坚根原

便坚者，手足阳明之病也。手阳明以燥金主令，足阳明从燥金化气，故手足阳明，其气皆燥。然手阳明，燥金也，戊土从令而化燥，足太阴，湿土也，辛金从令而化湿。土湿者，能化戊土而为湿，不能变庚金之燥，金燥者，能化辛金而为燥，不能变己土之湿，以从令者易化，而主令者难变也。故伤寒阳明之便结，肠胃之燥者也；反胃噎膈之便结，胃湿而肠燥者也；伤寒阳明之便结，肠胃之热燥者也；反胃噎膈之便结，胃之寒湿而肠之寒燥者也。

以阳主开，阴主阖，阳盛则隧窍开通而便坚，阴盛则关门闭涩而便结。凡粪若羊矢者，皆阴盛而肠结，非关火旺也。盖肾司二便，而传送之职，则在庚金，疏泄之权，则在乙木。阴盛土湿，乙木郁陷，传送之窍既塞，疏泄之令不行。大肠以燥金之腑，闭涩不开，是以糟粕零下而不黏联，道路梗阻而不滑利，积日延久，约而为丸。其色黑而不黄者，水气旺而土气衰也。此证仲景谓之脾约，脾约者，阳衰湿盛，脾气郁结，不能腐化水谷，使渣滓顺下于大肠也。误用清润之剂，脾阳愈败，则祸变生矣。

阿胶麻仁汤

生地三钱　当归三钱　阿胶三钱，研　麻仁三钱，研

煎一杯，去渣，入阿胶，火化，温服。

治阳盛土燥，大便坚硬者。

结甚，加白蜜半杯。胃热，加芒硝、大黄。精液枯槁，加天冬、龟胶。

肉苁蓉汤			
肉苁蓉三钱	麻仁三钱	茯苓三钱	半夏三钱
甘草二钱	桂枝三钱		
煎一杯，温服。			

治阳衰土湿，粪如羊矢者。

凡内伤杂病，粪若羊矢，结涩难下，甚或半月一行，虽系肝与大肠之燥，而根缘土湿。以脾不消磨，谷精堙郁，而化痰涎，肝肠失滋，郁陷而生风燥故也。法宜肉苁蓉滋肝润肠，以滑大便。一切硝、黄、归、地、阿胶、龟板、天冬之类，寒胃滑肠，切不可用。

泄利根原

泄利者，肝脾之陷下也，谷入于胃，脾阳升磨，精华归于五脏，而化气血，糟粕传于大肠，而为大便。水入于胃，脾阳消克，化为雾气，上归于肺，肺气降洒，化而为水，注于膀胱，而为小便。水入膀胱而不入大肠，而后糟粕之后传者，不至于滑泄。水之消化，较难于谷，阳衰土湿，脾阳陷败，不能蒸水化气，则水谷混合，下趋二肠，而为泄利。

谷贮于大肠，水渗于膀胱，而其疏泄之权，则在于肝。今水入二肠而不入膀胱，则乙木疏泄之令不行于膀胱而行于大肠，是以泄而不藏也。盖木生于水而长于土，水寒则生气不旺，而湿土郁陷，又复遏其发育之机，生长之意不遂，怒而生风，愈欲疏泄。膀胱空虚，既无可泄之物，大肠盈满，水谷停积，故乙木后泄，而为下利。缘木气抑遏，郁极而发，为湿土所限，不能上达，势必下行，行则水谷摧注而下故也。其发之过激，冲突脏腑，则生疼痛。奔冲抵触，而不得上达，盘郁结塞，则生胀满。其一切诸症，皆缘土败而木贼也。

苓蔻人参汤			
人参二钱	甘草二钱	白术三钱	干姜三钱
茯苓三钱	肉蔻一钱，煨，研		桂枝三钱
煎大半杯，温服。			

大便寒滑不收，小便热涩不利，加石脂以固大肠，粳米以通水道。

泄利缘肠胃寒滑，法以仲景理中为主，而加茯苓燥土，肉蔻敛肠，桂枝疏木，泄利自止。若滑泄不禁，则用桃花汤，干姜温其湿寒，石脂固其滑脱，粳米益其中气而通水道，无有不愈也。

泄利之原，率因脾肾寒湿，法宜温燥。间有木郁而生风热者，投以温燥，泄利愈加。然乙木虽为风热，而己土则是湿寒，宜清润其肝而温燥其脾。仲景乌梅丸方，连、柏与椒、姜、桂、附并用，治蛔厥而兼久利，最善之方也。

《伤寒》：太阳与少阳合病，自下利者，与黄芩汤，若呕者，与黄芩半夏生姜汤。以少阳甲木从相火化气，其经本随阳明下降，甲木不降，上逆而克戊土，戊土壅遏，水谷盛满莫容，于是吐利皆作，胆胃郁迫，相火升炎，而生燥热，此黄芩汤证也。《伤寒》：厥阴之为病，消渴，气上冲心，心中疼热，饥而不欲食，食则吐蛔，下之利不止。

缘厥阴之经，木郁风动，津液耗损，故见消渴，风木郁冲，故心中疼热，下泄脾阳，乙木愈郁，己土被贼，故下利不止，此乌梅证也。少阳之利，但有上热，故第[①]用芩、芍以清胆火，厥阴之利，兼有下寒，故以连、柏清上而并以姜附温下。此虽伤寒之病，而亦杂证所时有，凡泄利之不受温燥者，皆此证也。杂证湿寒者多，燥热者少，千百之中，偶尔见之，不得与伤寒少阳之利同法治也。

泄利之家，肝脾下陷，则肺胃必上逆。胃逆不能降摄甲木，肺逆不能收敛相火，相火上炎，多生上热。久泄不已，相火郁升，往往喉舌生疮。疮愈则利作，利止则疮发。口疮者，胆胃之逆甚，下利者，肝脾之陷剧也，迭为盛衰，累年不愈。是宜温燥水土，驱其湿寒，下利既瘳，口疮亦平。庸工见其口疮，而清上热，则脾阳益泄，利愈加而疮愈增矣。

痢疾根原

痢疾者，庚金乙木之郁陷也。金主气而木主血，金生于土，木生于水，水温土燥，则金融而气调，木荣而血畅，水寒土湿，不能升庚金而达乙木，则金木俱陷。

魄门者，肾之所司，而阳明燥金之府也。金性敛而木性泄，其出而不至于遗矢者，庚金敛之也，其藏而不至于

① 第 但也。

闭结者，乙木泄之[①]也。湿土与金木俱陷，则金愈郁而愈欲敛，木愈郁而愈欲泄，金愈欲敛，故气滞而不通，木愈欲泄，故血脱而不藏。

木气疏泄，而金强敛之，隧路梗阻，传送艰难，是以便数而不利。金气凝涩，而木强泄之，滞气缠绵，逼迫而下，血液脂膏，剥蚀摧伤，是以肠胃痛切，脓血不止。其滑白而晶莹者，金色之下泄，其后重而腥秽者，金气之脱陷也。久而膏血伤残，脏腑溃败，则绝命而死矣。

此其病湿寒为本，而湿热为标。病在少阴，则始终皆寒，病在厥阴，则中变为热，故仲景于少阴脓血用桃花汤，于厥阴下重用白头翁汤。缘水病则生寒，木病则生热，而寒热之原，总归于太阴之湿。盖土湿而水侮之，则郁而为湿寒，土湿而木克之，则郁而为湿热之故也。

桂枝苁蓉汤

甘草二钱	桂枝三钱	芍药三钱	丹皮三钱
茯苓三钱	泽泻三钱	橘皮三钱	肉苁蓉三钱

煎大半杯，温服。

湿寒，加干姜，湿热，加黄芩。后重，加升麻。

痢家肝脾湿陷，脂血郁腐，法当燥湿疏木，而以苁蓉滋肝滑肠，尽行腐瘀为善。若结涩难下，须用重剂苁蓉，荡[②]涤陈宿，使滞开痢止，然后调其肝脾。其脾肾寒湿，则

① 泄之 原作“之泄”，据闽本、蜀本、集成本、上文“敛之”乙转。
② 荡 原作“汤”，形近音近之误，据闽本改。

用桃花汤，温燥己土。其木郁生热，则用白头翁，凉泻肝脾，湿热自当应药而瘳也。

淋沥根原

淋沥者，乙木之郁陷于壬水也。膀胱为太阳寒水之腑，少阳相火随太阳而下行，络膀胱而约下焦，实则闭癃，虚则遗溺。相火在下，逢水则藏，遇木则泄，癸水藏之，故泄而不至于遗溺，乙木泄之，故藏而不至于闭癃，此水道所以调也。

水之能藏，赖戊土之降，降则气聚也，木之能泄，赖己土之升，升则气达也。胃逆而水不能藏，是以遗溺，脾陷而木不能泄，是以闭癃。淋者，藏不能藏，既病遗溺，泄不能泄，又苦闭癃。

水欲藏而木泄之，故频数而不收，木欲泄而水藏之，故梗涩而不利。木欲泄而不能泄，则溲溺不通，水欲藏而不能藏，则精血不秘。缘木不能泄，生气幽郁而为热，溲溺所以结涩，水不能藏，阳根泄露而生寒，精血所以流溢。

而其寒热之机，悉由于太阴之湿。湿则土陷而木遏，疏泄不行，淋痢皆作。淋痢一理，悉由木陷，乙木后郁于谷道则为痢，前郁于水腑则为淋。其法总宜燥土疏木，土燥而木达，则疏泄之令畅矣。

桂枝苓泽汤			
茯苓三钱	泽泻三钱	甘草三钱，生	桂枝三钱
芍药三钱			
煎大半杯，热服。			

肝燥发渴，加阿胶。

脾为湿土，凡病则湿，肝为风木，凡病则燥。淋家土湿脾陷，抑遏乙木发生之气，疏泄不畅，故病淋涩。木郁风动，津液耗损，必生消渴。其脾土全是湿邪，而其肝木则属风燥。血藏于肝，风动则血消，此木燥之原也。苓、泽、甘草培土而泻湿，桂枝、芍药疏木而清风，此是定法。土愈湿则木愈燥，若风木枯燥之至，芍药不能清润，必用阿胶。仲景猪苓汤，善利小便，茯苓、猪苓、泽泻、滑石利水而泻湿，阿胶清风而润燥也。

水性蛰藏，木性疏泄。乙木生于癸水，相火封藏，癸水温暖，温气左升，则化乙木，生气畅茂，乙木发达，疏泄之令既遂，则水道清通而相火必秘。土陷木遏，疏泄不遂，而愈欲疏泄，则相火泄露而膀胱热涩。膀胱之热涩者，风木相火之双陷于膀胱也。足少阳甲木化气于相火，与手少阳三焦并温水脏，手少阳之相火泄，则下陷于膀胱而病淋，足少阳之相火泄，则上逆于胸膈而病消，其原总由于乙木之郁也。膀胱热涩之极者，加栀子、黄柏，以清三焦之陷，则水腑清矣。

乙木之温，生化君火，木郁阳陷，温气抑遏，合之膀胱沦陷之相火，故生下热。然热在肝与膀胱，而脾则是湿，肾则是寒。寒水侮土，移于脾宫，则脾不但湿，而亦且病寒。其肝与膀胱之热，不得不清，而脾土湿寒，则宜温燥，是宜并用干姜，以温己土。若过清肝热，而败脾阳，则木火增其陷泄，膀胱热涩，永无止期矣。惟温肾之药，不宜早用，恐助膀胱之热。若膀胱热退，则宜附子暖水，以补肝木发生之根也。

肾主藏精，肝主藏血，木欲疏泄，而水莫蛰藏，则精血皆下。其精液流溢，宜薯蓣、山茱以敛之，其血块注泄，宜丹皮、桃仁以行之。淋家或下沙石，或下白物。砂石者，膀胱热癃，溲溺煎熬所结。水曰润下，润下作咸，溲溺之咸者，水之润下而成也。百川下流，则归于海，海水熬炼，则结盐块，膀胱即人身之海，沙石即海水之盐也。白物者，脾肺湿淫所化。湿旺津凝，则生痰涎，在脾则克其所胜，在肺则传其所生，皆入膀胱。膀胱湿盛，而下无泄窍，湿气淫泆，化为带浊。白物黏联，成块而下，即带浊之凝聚者也，与脾肺生痰，其理相同，淋家下见白物，上必多痰。泻湿宜重用苓、泽，若其痰多，用仲景小半夏加茯苓、橘皮以泻之。

女子带浊崩漏，与男子白浊血淋同理，皆湿旺木郁之证。内伤百病，大率由于土湿，往往兼病淋涩，而鼓胀、噎膈、消渴、黄疸之家更甚。是缘阳虚土败，金木双郁。燥土温中，辅以清金疏木之品，淋涩自开。庸工见其下热，乃以大黄，益败脾阳，谬妄极矣！淋家下热之至，但有栀子、黄柏证，无有大黄、芒硝证，其热不在脾胃也。

一切带浊、崩漏、鼓胀、黄疸，凡是小便淋涩，悉宜熏法。用土茯苓、茵陈蒿、栀子、泽泻、桂枝，研末布包，热熨小腹，外以手炉烘之。热气透彻，小便即行，最妙之法。

卷七 四圣心源

昌邑黄元御坤载著

杂病解下

中风根原

中风者，土湿阳衰，四肢失秉，而外感风邪者也。四肢，诸阳之本，营卫之所起止，而追其根原，实秉气于脾胃。脾土左旋，水升而化血，胃土右转，火降而化气。血藏于肝，气统于肺，而行于经络，则曰营卫。四肢之轻健而柔和者，营卫之滋荣，而即脾胃之灌注也。

阳亏土湿，中气不能四达，四肢经络，凝涩不运，卫气阻梗，则生麻木。麻木者，肺气之郁。肺主皮毛，卫气郁遏，不能煦濡皮毛，故皮肤枯槁而顽废也。诸筋者，司于肝而会于节，土湿木郁，风动血耗，筋脉结涩，故肢节枯硬。一日①七情郁伤，八风感袭，闭其皮毛而郁其经脏，经络之燥盛，则筋脉急挛，肢节拳缩，屈而不伸，痹而不

① 一日 犹“一旦”也。

仁也。脏腑之湿盛，则化生败浊，堵塞清道，神迷言拙，顽昧不灵也。人身之气，愈郁则愈盛，皮毛被感，孔窍不开，郁其筋节之燥，故成瘫痪，郁其心肺之湿，故作痴喑。

脏腑者，肢节之根本，肢节者，脏腑之枝叶，根本[①]既拔，枝叶必瘁，非尽关风邪之为害也。风者，百病之长，变无常态，实以病家本气之不一，因人而变，而风未尝变。风无刻而不扬，人有时而病作，风同而人异也。此与外感风伤卫气之风，原无悬殊，粗工不解，谬分西北东南，真假是非之名，以误千古，良可伤也。

桂枝乌苓汤

桂枝三钱　　芍药三钱　　甘草二钱　　首乌三钱

茯苓三钱　　砂仁一钱

煎大半杯，温服。

治左半偏枯者。

中下寒，加干姜、附子。

黄芪姜苓汤

黄芪三钱　　人参三钱　　甘草二钱　　茯苓三钱

半夏三钱　　生姜三钱

煎大半杯，温服。

治右半偏枯者。

中下寒，加干姜、附子。病重者，黄芪、生姜可用一二两。

① 根本　原作“本根”，据上下文义及闽本、蜀本、集成本乙转。

中风之证，因于土湿，土湿之故，原于水寒。寒水侮土，土败不能行气于四肢，一当七情内伤，八风外袭，则病中风。

肝藏血而左升，肺藏气而右降，气分偏虚，则病于右，血分偏虚，则病于左，随其所虚而病枯槁，故曰偏枯。左半偏枯，应病在足大指，足厥阴肝经行于足大指也，若手大指亦病拳曲，则是血中之气滞也。右半偏枯，应病在手大指，手太阴肺经行于手大指也，若足大指亦病拳曲，则是气中之血枯也。究之左右偏枯，足大指无不病者，以足太阴脾行足大指，太阴脾土之湿，乃左右偏枯之原也。

土湿则肾水必寒，其中亦有湿郁而生热者，然热在上而不在下，热在肝胆而不在脾肾，而肝胆之燥热，究不及脾肾寒湿者之多，总宜温燥水土，以达肝木之郁。风袭于表，郁其肝木，木郁风生，耗伤津血，故病挛缩。木达风息，血复筋柔，则挛缩自伸。其血枯筋燥，未尝不宜阿胶、首乌之类，要当适可而止，过用则滋湿而败脾阳，不可不慎。

风家肢节挛缩，莫妙于熨法。右半偏枯，用黄芪、茯苓、生姜、附子，左半偏枯，用首乌、茯苓、桂枝、附子，研末布包，热熨病处关节。药气透彻，则寒湿消散，筋脉和柔，拳曲自松。药用布巾缚住，外以火炉温之。三四次后，气味稍减，另易新者。久而经络温畅，发出臭汗一身，气息非常，胶黏如饴，则肢体活软，屈伸如意矣。

其神迷不清者，胃土之逆也，其舌强不语者，脾土之陷也。以胃土上逆，浊气郁蒸，化生痰涎，心窍迷塞，故昏愦不知人事，脾土下陷，筋脉紧急，牵引舌本，短缩不舒，故蹇涩不能言语，此总由湿气之盛也。仲景《金匮》：邪入于腑，即不识人，邪入于脏，舌即难言者，风邪外袭，郁其脏腑之气，非风邪之内入于脏腑也。一切羌、独、艽、防驱风之法，皆庸工之妄作，切不可服！惟经脏病轻，但是鼻口偏邪，可以解表。用茯苓、桂枝、甘草、生姜、浮萍，略取微汗，偏斜即止。

其大便结燥，缘于风动血耗，而风动之由，则因土湿而木郁。法宜阿胶、苁蓉，清风润燥，以滑大肠。结甚者，重用苁蓉，滋其枯槁。龟板、地黄、天冬之类，滋湿伐阳，慎不可用，中气一败，则大事去矣。庸工至用大黄，可恨之极！

其痰涎胶塞，迷惑不清者，用葶苈散下之，痰去则神清。

葶苈散		
葶苈三钱	白芥子三钱	甘遂一钱
研细，每服五分。		

宿痰即从便下。

历节根原

历节者，风寒湿之邪，伤于筋骨者也。膝踝乃众水之溪壑，诸筋之节奏，寒则凝冱于溪谷之中，湿则淫泆于关节之内，故历节病焉。

足之三阴，起于足下，内循踝膝，而上胸中。而少厥水木之升，随乎太阴之土，土湿而不升，则水木俱陷，于是癸水之寒生，乙木之风起。肉主于脾，骨属于肾，筋司于肝，湿淫则肉伤，寒淫则骨伤，风淫则筋伤。筋骨疼痛而肌肉臃肿者，风寒湿之邪，合伤于足三阴之经也。

其病成则内因于主气，其病作则外因于客邪。汗孔开张，临风入水，水湿内传，风寒外闭，经热郁发，肿痛如折。虽原于客邪之侵陵，实由于主气之感召，久而臃肿拳曲，跛蹇疲癃①。此亦中风之类也，而伤偏在足。盖以清邪居上，浊邪居下，寒湿，地下之浊邪，同气相感，故伤在膝踝。诸如膝风、脚气，色目非一，而究其根源，正自相同。

凡腿上诸病，虽或木郁而生下热，然热在经络，不在骨髓，其骨髓之中，则是湿寒，必无湿热之理。《金匮》义精而法良，当思味而会其神妙也。

桂枝芍药知母汤

桂枝四钱	芍药三钱	甘草二钱	白术二钱
附子二钱	知母四钱	防风四钱	麻黄二钱
生姜五钱			

煎大半杯②，温服。

① 疲癃　残疾也。

② 煎大半杯　其上原衍“水”字，据闽本、蜀本、前后文例删。

历节风证，肢节疼痛，足肿头眩，短气欲吐，身羸发热，黄汗沾衣，色如柏汁。此缘饮酒汗出，当风取凉，酒气在经，为风所闭，湿邪淫泆，伤于筋骨。湿旺土郁，汗从土化，是以色黄。其经络之中，则是湿热，其骨髓之内，则是湿寒。法宜术、甘培土，麻、桂通经，知母、芍药，泻热而清风，防风、附子，去湿而温寒。湿寒内消，湿热外除，肿痛自平。若其病剧，不能捷效，加黄芪以行经络，乌头以驱湿寒，无有不愈。一切膝风、脚气诸证，不外此法。

乌头用法：炮，去皮脐，切片，焙干，蜜煎，取汁，入药汤服。

痉病根原

痉病者，汗亡津血，而感风寒也。太阳之脉，自头下项，行身之背，发汗太多，伤其津血，筋脉失滋，复感风寒，筋脉挛缩，故颈项强急，头摇口噤，脊背反折也。《素问·诊要经终论》：太阳之脉，其终也，戴眼、反折、瘈疭。即痉病之谓，以背膂之筋，枯硬而紧急故也。

太阳以寒水主令，而实化于丙火。盖阴阳之理，彼此互根，清阳左旋，则癸水上升而化君火，浊阴右转，则丙火下降而化寒水。汗亡津血，阴虚燥动，则丙火不化寒水而生上热，是以身首发热而面目皆赤也。寒水绝其上源，故小便不利。背者，胸之府，肺位于胸，壬水生化之源也。肺气清降，氤氲和洽，蒸为雨露，自太阳之经注于膀胱，则胸膈清空而不滞，太阳不降，肺脏壅郁，故浊气上冲于胸膈也。太阳之经，兼统营卫，风寒伤人，营卫攸分，其发热汗出，不恶寒者，名曰柔痉，风伤卫也，其发热无汗，反恶寒者，名曰刚痉，寒伤营也。

病得于亡汗失血之后，固属风燥，而汗血外亡，温气脱泄，实是阳虚。滋润清凉之药，未可肆用也。

栝蒌桂枝汤			
栝蒌根四钱	桂枝三钱	芍药三钱	甘草二钱
生姜三钱	大枣四枚[①]		
煎大半杯，热服，覆衣，饮热稀粥，取微汗。			

治风伤卫气，发热汗出者。

葛根汤			
葛根四钱	麻黄三钱，先煎，去沫		桂枝二钱
芍药二钱	甘草二钱	生姜三钱	大枣四枚
煎大半杯，热服，覆衣，取微汗。			

治寒伤营血，发热无汗者。

痉病是太阳证，亦有在阳明经者。若胸满口噤，卧不着席，脚挛齿龂[②]者，胃土燥热，筋脉枯焦之故。宜重用清凉滋润之味，不可拘太阳经法。甚者宜大承气汤，泻其胃热乃愈。

湿病根原

湿病者，太阴湿旺，而感风寒也。太阴以湿土主令，

① 枚　原作“钱”，据闽本、前后文例改。

② 龂　原作“介”，诸本均同，据《金匮要略·痉湿暍病脉证并治第二》、《金匮悬解·卷四·痉湿暍》改。

肺以辛金而化湿，阳明以燥金主令，胃以戊土而化燥，燥湿相敌，是以不病。人之衰也，湿气渐长而燥气渐消，及其病也，湿盛者不止十九，燥盛者未能十一。阴易盛而阳易衰，阳盛则壮，阴盛则病，理固然也。

膀胱者，津液之府，气化则能出，肺气化水，渗于膀胱，故小便清长。土湿则肺气堙郁，不能化水，膀胱闭癃，湿气浸淫，因而弥漫于周身。湿为阴邪，其性亲下，虽周遍一身，无处不到，究竟膝踝关节之地承受为多。一遇风寒感冒，闭其皮毛，通身经络之气壅滞不行，则疼痛热烦而皮肤熏黄。湿凌上焦，则痛在头目；湿淫下部，则痛在膝踝；湿侵肝肾，则痛在腰腹；湿遍一身，上下表里，无地不疼，而关窍骨节，更为剧焉。

其火盛者，郁蒸而为湿热，其水盛者，淫泆而为湿寒，而总之悉本于阳虚。法当内通其膀胱，外开其汗孔，使之表里双泻也。

茵陈五苓散

白术　桂枝　茯苓　猪苓
泽泻

等分，为散，每用五钱，调茵陈蒿末一两，和匀，空腹米饮调服一汤匙，日三服。多饮热汤，取汗。

湿家日晡烦疼，以土旺午后申前，时临未支，湿邪旺盛也。若发热恶寒，是表邪闭固，加紫苏、青萍，以发其汗。

元滑苓甘散			
元明粉	滑石	茯苓	甘草

等分，为末，大麦粥汁和服一汤匙，日三服。湿从大小便去，尿黄粪黑，是其候也。

湿旺脾郁，肺壅而生上热，小便黄涩，法宜清金利水，以泻湿热[①]。若湿邪在腹，肺气壅滞，以致头痛鼻塞，声音重浊，神气郁烦，当于发汗利水之中，加橘皮、杏仁，以泻肺气。

苓甘栀子茵陈汤			
茵陈蒿三钱	栀子二钱	甘草二钱，生	茯苓三钱

煎大半杯，热服。

治小便黄涩，少腹满胀者。服此小便当利，尿如皂角汁状，其色正赤，一宿腹减，湿从小便去矣。

湿家腹满尿涩，是木郁而生下热，法当利水泻湿，而加栀子，以清膀胱。若湿热在脾，当加大黄、芒硝。如湿热但在肝家，而脾肾寒湿，当加干姜、附子。若膀胱无热，但用猪苓汤，利其小便可也。

黄疸根原

黄疸者，土湿而感风邪也。太阴湿土主令，以阳明戊土之燥，亦化而为太阴之湿。设使皮毛通畅，湿气淫蒸，犹得外泄。一感风邪，卫气闭阖，湿淫不得外达，脾土堙郁，遏其肝木。肝脾双陷，水谷不消，谷气瘀浊，化而为

① 湿热　原作“热湿”，据上下文义及蜀本、集成本乙转。

热。瘀热前行，下流膀胱，小便闭涩，水道不利，膀胱瘀热，下无泄路，熏蒸淫泆，传于周身，于是黄疸成焉。

其病起于湿土，而成于风木，以黄为土色，而色司于木，木邪传于湿土，则见黄色也。或伤于饮食，或伤于酒色，病因不同，总由于阳衰而土湿。湿在上者，阳郁而为湿热，湿在下者，阴郁而为湿寒。乙木下陷，而阳遏阴分，亦化为湿热，甲木上逆，而阴旺阳分，亦化为湿寒。视其本①气之衰旺，无一定也。

其游溢于经络，则散之于汗孔。其停瘀于膀胱，则泄之于水道。近在胸膈，则涌吐其腐败。远在肠胃，则推荡其陈宿。酌其温凉寒热，四路涤清，则证有变状，而邪无遁所，凡诸疸病，莫不应手消除也。

谷疸

谷入于胃，脾阳消磨，蒸其精液，化为肺气。肺气宣扬，外发皮毛而为汗，内渗膀胱而为溺。汗溺输泄，土不伤湿，而木气发达，则疸病不作。阳衰土湿，水谷消迟，谷精堙郁，不能化气，陈腐壅遏，阻滞脾土，木气遏陷，土木郁蒸，则病黄疸。

中气不运，升降失职，脾陷则大便滑溏，胃逆则上脘痞闷。浊气熏腾，恶心欲吐，恶闻谷气。食则中气愈郁，头眩心烦。此当扩清其菀陈，除旧而布新也。

① 本　原作“木”，形近之误，据闽本、蜀本、集成本改。

酒疸

酒醴之性，湿热之媒，其濡润之质，入于脏腑，则生下湿，辛烈之气，腾于经络，则生上热。汗溺流通，湿气下泄而热气上达，可以不病，汗溺闭塞，湿热遏瘀，乃成疸病。

其性嗜热饮者，则濡润之下伤差少，而辛烈之上伤颇重。其性嗜冷饮者，则辛烈之上伤有限，而湿寒之下伤为多。至于醉后发渴，凉饮茶汤，寒湿伤脾者，不可胜数，未可以湿热概论也。

色疸

肾主蛰藏，相火之下秘而不泄者，肾藏之也。精去则火泄而水寒，寒水泛滥，浸淫脾土，脾阳颓败，则湿动而寒生。故好色之家，久而火泄水寒，土湿阳亏，多病虚劳，必然之理也。水土寒湿，不能生长木气，乙木遏陷，则生下热，土木合邪，传于膀胱，此疸病所由生也。

其湿热在于肝胆，湿寒在于脾肾。人知其阴精之失亡，而不知其相火之败泄，重以滋阴助湿之品，败其脾肾微阳，是以十病九死，不可活也。

甘草茵陈汤

茵陈三钱　栀子三钱　大黄三钱　甘草三钱，生
煎大半杯，热服。

治谷疸，腹满尿涩者。

服后小便当利，尿如皂角汁状，其色正赤，一宿腹减，黄从小便去也。

茵陈五苓散			
白术	桂枝	猪苓	茯苓
泽泻			

等分，为散，每用五钱，调茵陈蒿末一两，空腹米饮和服一汤匙，日三服。多饮热汤，取汗。

治日暮寒热者。

硝黄栀子汤		
大黄四钱	芒硝三钱	栀子三钱

煎大半杯，热服。

治汗出腹满者。

栀子大黄汤			
栀子三钱	香豉三钱	大黄三钱	枳实三钱

煎一杯，热分三服。

治酒疸，心中懊侬热疼，恶心欲吐者。

元滑苓甘散			
元明粉	滑石	甘草	茯苓

等分，为末，大麦粥汁和服一汤匙，日三服。

治色疸，额黑身黄者。

服后病从大小便去，尿黄粪黑，是其候也。

色疸，日晡发热恶寒，膀胱急，小便利，大便黑溏，五心热，腹胀满，身黄，额黑，此水土瘀浊之证，宜泻水去湿，通其二便。仲景用硝矾散，硝石清热，矾石去湿，此变而为滑石、元明粉，亦即硝矾之意。用者酌量而通融之，不可拘泥。

黄疸之家，脾肾湿寒，无内热者，当用姜、附、茵陈，不可误服硝、黄也。

暍病根原

暍病者，暑热而感风寒也。热则伤气，寒则伤形。《素问·通评虚实论》：气盛身寒，得之伤寒，气虚身热，得之伤暑。以寒性敛闭，暑性疏泄，寒闭其形而皮毛不开，是以气盛而身寒，暑泄其气而腠理不阖，是以气虚而身热。暍病则伤于暑，而又伤于寒者也。

盛暑汗流，元气蒸泄，披清风而浴寒水，玄府骤闭《素问》：玄府者，汗孔也，里热不宣，故发热恶寒，口渴齿燥，身重而疼痛，脉细而芤迟也。盖气不郁则不病，虽毒热挥汗，表里燔蒸，筋力懈惰，精神委顿[1]，而新秋变序，暑退凉生，肺府清爽，精力如初，不遇风寒，未尝为病。及热伤于内，寒伤于外，壮火食气，而腠理忽敛，气耗而热郁，于是病作也。

汗之愈泄其气，则恶寒益甚。温之愈助其火，则发热倍增。下之愈亡其阳，则湿动木郁，而淋涩弥加。法当补耗散之元气，而不至于助火，清烦郁之暑热，而不至于伐阳。清金而泻热，益气而生津，无如仲景人参白虎之为善也。

① 委顿　极度疲困也。

人参白虎汤			
石膏三钱	知母三钱	甘草二钱	粳米半杯
人参三钱			
米熟汤成，取大半杯，热服。			

霍乱根原

霍乱者，饮食寒冷，而感风寒也。夏秋饮冷食寒，水谷不消，其在上脘则为吐，其在下脘则为泄，或吐或泄，不并作也。一感风寒，皮毛闭塞，而宿物陈菀壅遏，中气盛满莫容，于是吐泄并作。

其吐者，胃气之上逆，其泄者，脾气之下陷。胃土之逆者，胆木之上逼也，脾土之陷者，肝木之下侵也。盖中气郁塞，脾胃不转，不能升降木气，木气郁迫，而克中宫，刑以胆木则胃逆，贼以肝木则脾陷也。肝胆主筋，水土寒湿，木气不荣，是以筋转。

吐泄无余，寒瘀尽去，土气渐回，阳和徐布，中气发扬，表邪自解。若其不解，外有寒热表证，宜以麻、桂发之，而温以理中、四逆之辈。表寒既退，而脏腑松缓，痛泄自止。若其不能吐泄，腹痛欲死，可用大黄附子，温药下之，陈宿推荡，立刻轻安。病在火令，全属寒因，是以仲景立法，率主理中、四逆，变通理中、四逆之意，则病有尽而法无穷矣。倘泥时令，而用清凉，是粗工之下者也。

桂苓理中汤

人参一钱	茯苓二钱	甘草二钱	干姜三钱
桂枝三钱	白术三钱	砂仁二钱	生姜三钱

煎大半杯，温服。

吐不止，加半夏。泄不止，加肉蔻。外有寒热表证，加麻黄。转筋痛剧，加附子、泽泻。

痎疟根原

痎疟者，阴邪闭束，郁其少阳之卫气也。人之六经，三阴在里，三阳在表，寒邪伤人，同气相感，内舍三阴。少阳之经，在二阳之内，三阴之外，内与邪遇，则相争而病作。

其初与邪遇，卫气郁阻，不得下行。渐积渐盛，内与阴争，阴邪被逼，外乘[①]阳位，裹束卫气，闭藏而生外寒。卫为阴束，竭力外发，重围莫透，鼓荡不已，则生战栗。少阳甲木，从相火化气，及其相火郁隆，内热大作，阴退寒消，则卫气外发，而病解焉。

卫气昼行六经二十五周，夜行五脏二十五周，寒邪浅在六经，则昼与卫遇而日发，深在五脏，则夜与卫遇而暮发。卫气离，则病休，卫气集，则病作。缘邪束于外，则恶寒，阳郁于内，则发热。阳旺而发之速，则寒少而热多，阳虚而发之迟，则寒多而热少。阳气日盛，则其作日早，阳气日衰，则其作日晏，阳气退败，不能日与邪争，则间

① 乘　原作“秉”，形近之误，据闽本、蜀本、集成本改。

日乃作。

此以暑蒸汗泄，浴于寒水，寒入汗孔，舍于肠胃之外，经脏之间。秋伤于风，闭其腠理，卫气郁遏，外无泄路，内陷重阴之中，鼓动外发，则成疟病也。

温疟

先伤于寒而后中于风，先寒后热，是谓寒疟。先中于风而后伤于寒，先热后寒，是谓温疟。以冬中风邪，泄其卫气，卫愈泄而愈闭，郁为内热，又伤于寒，束其皮毛，热无出路，内藏骨髓之中。春阳发动，内热外出，而表寒闭束，欲出不能。遇盛暑毒热，或用力烦劳，气蒸汗流，热邪与汗皆出，表里如焚。及其盛极而衰，复反故位，阴气续复，是以寒生也。

瘅疟

其但热而不寒者，是谓瘅疟。瘅疟即温疟之重者。以其阳盛阴虚，肺火素旺，一当汗出，而感风寒，卫郁热发，伤其肺气，手足如烙，烦冤欲呕。阳亢阴枯，是以但热无寒。其热内藏于心，外舍分肉之间，令人神气伤损，肌肉消铄，疟之最剧者也。

牝[1]疟

其寒多而热少者，是谓牝疟。以其阴盛阳虚，卫郁不

---

① 牝　原作“牡”，形近之误，据闽本、《金匮要略·疟病脉证并治第四》改。

能透发，故寒多热少。盖疟病之寒，因阴邪之束闭，疟病之热，缘卫阳之郁发。其相火虚亏，郁而不发，则纯寒而无热，相火隆盛，一郁即发，则纯热而无寒。其热多者，由相火之偏胜，其寒多者，因相火之偏虚也。疟在少阳，其脉自弦，弦数者火盛则多热，弦迟者水盛则多寒，理自然耳。

柴胡栝蒌干姜汤

柴胡三钱	黄芩三钱	甘草二钱	人参一钱
生姜三钱	大枣三枚	干姜三钱	栝蒌三钱

煎大半杯，热服，覆衣。

呕加半夏。

治寒疟，先寒后热者。

柴胡桂枝干姜汤

柴胡三钱	甘草二钱	人参一钱	茯苓三钱
桂枝三钱	干姜三钱		

煎大半杯，热服，覆衣。

治牝疟，寒多热少，或但寒不热者。

白虎桂枝柴胡汤

石膏三钱	知母三钱	甘草二钱	粳米半杯
桂枝三钱	柴胡三钱		

煎大半杯，热服，覆衣。

治温疟，先热后寒，热多寒少，或但热不寒者。

减味鳖甲煎丸			
鳖甲二两四钱	柴胡一两二钱	黄芩六钱	人参二钱
半夏二钱	甘草二钱	桂枝六钱	芍药一两
丹皮一两	桃仁四钱	阿胶六钱	大黄六钱
干姜六钱	葶苈二钱		

为末，用清酒一坛，入灶下灰一升，煮鳖甲，消化，绞汁，去渣，入诸药，煎浓，留药末，调和为丸，如梧子大，空腹服七丸，日三服。

治久疟不愈，结为癥瘕，名曰疟母。

伤风根原

伤风者，中虚而外感也。阳衰土湿，中脘不运，胃土常逆，肺金失降，胸中宗气，不得四达，时时郁勃于皮毛之间。遇饮食未消，中气胀满，阻格金火沉降之路。肺金郁发，蒸泄皮毛，宗气外达，是以不病。一被风寒，闭其皮毛，肺气壅遏，不能外发，故逆循鼻窍，喷嚏而出，湿气淫蒸，清涕流溢，譬之水汽蒸腾，滴而为露也。水生于金，肺气上逆，无以化水，故小便不利。

《素问·风论》：劳风法在肺下，巨阳引精者三日，中年者五日，不精者七日，咳出青黄涕，其状如脓，大如弹丸，从口中若鼻中出，不出则伤肺，伤肺则死矣。盖膀胱之水，全是肺气所化，水利则膀胱之郁浊下泄，肺家之壅滞全消。湿去而变燥，故痰涕胶黏，色化青黄，出于口鼻，肺脏不伤也。少年阳衰未极，肺不终郁，则气降而化水，故引精于三日。中年者五日。末年阳衰，不能引精者七日。若其终不能引，久而郁热蒸腐，则肺伤而死矣。

太阳引精，赖乎阳明之降。中气运转，阳明右降，则肺金下达，而化水尿，积郁始通。阳明不降，肺无下行之路，太阳无引精之权也。法宜泻肺而开皮毛，理中而泻湿郁。湿消而郁散，气通而水调，无余事已。

紫苏姜苓汤			
苏叶三钱	生姜三钱	甘草二钱	茯苓三钱
半夏三钱	橘皮二钱	干姜三钱	砂仁二钱
煎大半杯，热服，覆衣。			

齁喘根原

齁喘者，即伤风之重者也。其阳衰土湿，中气不运，较之伤风之家倍甚。脾土常陷，胃土常逆，水谷消迟，浊阴莫降。一遇清风感袭，闭其皮毛，中脘郁满，胃气愈逆，肺脏壅塞，表里不得通达，宗气逆冲，出于喉咙。而气阻喉闭，不得透泄，于是壅闷喘急，不可名状。此齁喘之由来也。

轻则但作于秋冬，是缘风邪之外束，重则兼发于夏暑，乃由湿淫之内动。湿居寒热之中，水火逼蒸，则生湿气。湿气在上，则随火而化热，湿气在下，则随水而化寒。火盛则上之湿热为多，水盛则下之湿寒斯甚。此因水火之衰旺不同，故其上下之寒热亦殊。而齁喘之家，则上焦之湿热不敌下焦之湿寒，以其阳衰而阴旺，火败而水胜也。

此当温中燥土，助其推迁，降戊土于坎中，使浊阴下泄于水道，升己土于离位，使清阳上达于汗孔，中气一转而清浊易位，汗溺一行而郁闷全消，则肺气清降，喘阻不作。若服清润之剂，中脘愈败，肺气更逆，是庸工之下者也。

紫苏姜苓汤			
苏叶三钱	杏仁三钱	橘皮三钱	半夏三钱
茯苓三钱	干姜三钱	甘草二钱	砂仁二钱
生姜三钱			
煎大半杯，热服，覆衣。			

若皮毛闭束，表邪不解，则加麻黄。若言语谵妄，内热不清，则加石膏。

四圣心源

卷八

昌邑黄元御坤载著

清阳升露，爰开七窍，精神魂魄之所发，声色臭味之所司也。先圣既没，千载如梦，扶阴抑阳，辞乔入谷，箝娥青之舌，杜仪①秦②之口，塞瞽旷之耳，胶离朱③之目。祸流今古，痛积人神！仆也，轻试老拳，道宗目眇，略婴利镞，夏侯④睛伤。双睛⑤莫莫，原非大眼将军，一目𥈭𥈭，竟作小冠子夏⑥。渺尔游魂，不绝如线，操觚⑦含毫，悲愤横集，作七窍解。

---

① 仪　战国联横家张仪。

② 秦　战国合纵家苏秦。

③ 离朱　人名，古之明目者。离朱即离娄也，能视百步之外，见秋毫之末。

④ 夏侯　三国·魏·夏侯惇。

⑤ 双睛　鸟名。

⑥ 小冠子夏　即汉·杜钦。杜钦、杜邺，同字子夏，都以才能知名。钦盲一目，人称盲杜子夏。钦不乐，乃制高宽二寸之小帽，戴帽以别于邺。时人因改称钦为小冠子夏，邺为大冠子夏。

⑦ 觚　木简，古人用以书写者。

七窍解

耳目根原

耳目者，清阳之门户也。阴位于下，左升而化清阳，阳位于上，右降而化浊阴。浊阴降泄，则开窍于下，清阳升露，则开窍于上。莫浊于渣滓，故阴窍于二便而传粪溺，莫清于神气，故阳窍于五官而司见闻。清阳上达，则七窍空明，浊阴上逆，则五官晦塞，晦则不睹，塞则不闻，明则善视，空则善听。

木主五色，以血藏于肝，血华则为色也。血，阴也，而阳魂生焉，故血之内华者则为色，而魂之外光者则为视。金主五声，以气藏于肺，气发则为声也。气，阳也，而阴魄生焉，故气之外发者则为声，而魄之内涵者则为闻。

木火升清，清升则阳光①外发而为两目，金水降浊，浊降则阳体内存而为双耳。盖神明而精暗，气虚而血实，外明乃见，内虚乃闻。木火阴体而阳用，魂中有魄，外明内暗，故能见不能闻，金水阳体而阴用，魄中有魂，内虚外实，故能闻不能见。目以用神，耳以体灵，用神则明，体灵则聪。木火之用，金水之体，皆阳也，体善存而用善发，是以聪明而神灵。

① 光　原脱，据闽本、集成本、下文“浊降则阳体内存”补。

耳聋者善视，阳体已败，故神于用，目[1]瞽者善听，阳用既废，故灵于体，所谓绝利一源，用师十倍也。清阳一败，体用皆亡，浊阴逆上，孔窍障塞，则熟视不睹泰山，静听不闻雷霆，耳目之官废矣。

目病根原

目病者，清阳之上衰也。金水为阴，阴降则精盈，木火为阳，阳升则神化，精浊故下暗，神清故上光。而清阳之上发，必由于脉，脉主于心而上络于目，心目者，皆宗脉之所聚也《内经》：心者，宗脉之所聚也。又曰：目者，宗脉之所聚也。宗脉之阳，上达九天，阳气清明，则虚灵而神发，所谓心藏脉而脉舍神也《灵枢经》语。神气发现，开双窍而为精明《素问》：夫精明者，所以别白黑，视长短。目者，神气之所游行而出入也。窍开而光露，是以无微而不烛[2]。一有微阴不降，则云雾暧空，神气障蔽，阳陷而光损矣。

清升浊降，全赖于土。水木随己土左升，则阴化而为清阳，火金随戊土右降，则阳化而为浊阴。阴暗而阳明，夜晦而昼光，自然之理也。后世庸工，无知妄作，补阴泻阳，避明趋暗，其轻者遂为盲瞽之子，其重者竟成夭枉之民。愚谬之恶，决海难流也！慨自师旷[3]哲人，不能回既霍之目，子夏贤者，不能复已丧之明，况委之愚妄粗工之手，

① 目　原脱，据闽本、集成本、上文“耳聋者善视”补。
② 烛　照也。
③ 师旷　春秋·晋乐师，字子野，生而目盲，善辨声乐。

虽有如炬之光，如星之曜，安得不殒灭而亡失乎！

然千古之人，未有如师旷、子夏之明者，所谓盲于目而不盲于心也。古之明者，察于未象，视于无形。夫未象可察，则象为糟粕[①]，无形可视，则形为赘疣。官骸者，必敝之物，神明者，不朽之灵，达人不用其官用其神，官虽止而神自行，神宇泰而天光发，不饮上池而见垣人，不燃灵犀而察渊鱼，叶蔽两目而无远弗照，云碍双睛而无幽不烛。如是则听不用耳，视不用目，可以耳视，可以目听。此之谓千古之明者，何事乞照于庸工，希光于下士也！

疼痛

眼病疼痛，悉由浊气逆冲。目居清阳之位，神气冲和，光彩发露，未有一线浊阴。若使浊阴冲逆，遏逼清气，清气升发，而浊气遏之，二气缠迫，两相击撞，是以作疼。而浊气之上逆，全缘辛金之不敛。金收而水藏之，则浊阴归于九地之下，金不能敛，斯[②]水不能藏，故浊阴逆填于清位。金水逆升，浊阴填塞，则甲木不得下行，而冲击于头目。头目之痛者，甲木之邪也。甲木化气于相火，随辛金右转而温水脏，甲木不降，相火上炎，而刑肺金，肺金被烁，故白珠红肿而热滞也。手足少阳之脉，同起于目锐眦，而手之三阳，阳之清者，足之三阳，阳之浊者，清则上升，

---

① 糟粕　原作“粕糟”，据闽本、蜀本、集成本乙转。

② 斯　犹“乃”也。

浊则下降。手之三阳，自手走头，其气皆升，足之三阳，自头走足，其气皆降。手三阳病则下陷，足三阳病则上逆。凡下热之证，因手少阳三焦之陷，上热之证，因足少阳胆经之逆。故眼病之热赤，独责甲木而不责于三焦也。其疼痛而赤热者，甲木逆而相火旺，其疼痛而不赤热者，甲木逆而相火虚也。

赤痛之久，浊阴蒙蔽，清阳不能透露，则云翳生而光华碍。云翳者，浊气之所郁结也。阳气未陷，续自升发，则翳退而明复，阳气一陷，翳障坚老，而精明丧矣。其疼痛者，浊气之冲突。其盲瞽者，清阳陷败而木火不升也。

木火之升，机在己土，金水之降，机在戊土。己土左旋，则和煦而化阳神，戊土右转，则凝肃而产阴精。阴精之魄，藏于肺金，精魄重浊，是以沉降，阳神之魂，藏于肝木，神魂轻清，是以浮升。本乎天者亲上，本乎地者亲下，自然之性也。

脾升胃降，则在中气。中气者，脾胃旋转之枢轴，水火升降之关键。偏湿则脾病，偏燥则胃病，偏热则火病，偏寒则水病。济其燥湿寒热之偏，而归于平，则中气治矣。

柴胡芍药丹皮汤

黄芩三钱，酒炒　柴胡三钱　白芍药三钱　甘草二钱
丹皮三钱
煎半杯，热服。

治左目赤痛者。

百合五味汤			
百合三钱	五味一钱，研	半夏三钱	甘草二钱
丹皮三钱	芍药三钱		
煎半杯，热服。			

治右目赤痛者。

热甚加石膏、知母。

百合五味姜附汤			
百合三钱	五味一钱	芍药三钱	甘草二钱
茯苓三钱	半夏三钱	干姜三钱	附子三钱
煎大半杯，温服。			

治水土寒湿，而上热赤痛者。

或不赤不热，而作疼痛，是无上热，去百合、芍药，加桂枝。

茯泽石膏汤			
茯苓三钱	泽泻三钱	栀子三钱	甘草二钱
半夏三钱	石膏三钱		
煎大半杯，热服。			

治湿热熏蒸，目珠黄赤者。

桂枝丹皮首乌汤			
桂枝三钱	丹皮三钱	首乌三钱	甘草二钱
茯苓三钱	半夏三钱	干姜三钱	龙眼十个，肉
煎大半杯，热服。			

治昏花不明，而无赤痛者。

桂枝菖蒲汤

柴胡三钱　桂枝三钱　丹皮三钱　生姜三钱
甘草二钱　菖蒲二钱
煎半杯，热服。

治瞳子缩小者。

乌梅山萸汤

五味一钱　乌梅三钱，肉　山萸三钱，肉　甘草二钱
首乌三钱　芍药三钱　龙骨二钱　牡蛎三钱
煎半杯，温服。

治瞳子散大者。

姜桂参苓首乌汤

人参三钱　桂枝三钱　甘草二钱　茯苓三钱
首乌三钱　干姜三钱
煎半杯，温服。

治目珠塌陷者。

芍药枣仁柴胡汤

芍药三钱　甘草三钱　首乌三钱　枣仁三钱，生，研
柴胡三钱　丹皮三钱
煎半杯，热服。

治目珠突出者。

医书自唐以后无通者，而尤不通者，则为眼科。庸妄之徒，造孽误人，毒流千古，甚可痛恨！谨为洗发原委，略立数法，以概大意，酌其脏腑燥湿寒热而用之，乃可奏效。若内伤不精，但以眼科名家，此千古必无之事也。

耳病根原

耳病者，浊阴之上填也。阳性虚而阴性实，浊阴下降，耳窍乃虚，虚则清彻而灵通，以其冲[①]而不盈也。目者，木火之终气，耳者，金水之始基，木火外明，故神清而善发，金水内虚，故气空而善内[②]。凡大块[③]之噫气，生物之息吹，有窍则声入，`声入则籁[④]发，非关声音之钜细也。

窾[⑤]窍空洞，翕聚而鼓荡之，故声入而响达，譬之空谷传声，万壑皆振，声不传于崇山，而独振于空谷者，以其虚也。声之入也以其虚，而响之闻也以其灵，声入于听宫，而响达于灵府[⑥]，是以无微而不闻也。

浊气一升，孔窍堵塞，则声入而不通矣。人之衰者，脾陷胃逆，清气不升，浊气不降，虚灵障蔽，重听不闻。阴日长而阳日消，窍日闭而聪日损，气化自然之数也。然窍闭于天而灵开于人，达者于是，有却年还聪之术也。

疼痛

耳病疼痛，悉由浊气壅塞。耳以冲虚之官，空灵洞彻，万籁[⑦]毕收，有浊则降，微阴不存。若使浊气升填，结滞壅肿，则生疼痛。久而坚实牢硬，气阻而为热，血郁而化火，

---

① 冲　虚也。

② 内（nà 纳）　纳也。

③ 大块　大自然也。

④ 籁　凡孔窍机括，皆谓之籁。

⑤ 窾（kuǎn 款）　孔也。

⑥ 灵府　心也。

⑦ 籁　泛指声音。

肌肉腐溃，则成痈脓。

浊气之上逆，缘于辛金之失敛，甲木之不降。甲木上冲，听宫胀塞，相火郁遏，经气壅迫，是以疼痛而热肿。凡头耳之肿痛，皆甲木之邪也。

手足少阳之脉，俱络于耳，而少阳一病，则三焦之气善陷，胆经之气善逆。耳病之痈肿，尽甲木之为害，于三焦无关也。甲木逆升，相火郁发，则为热肿。木邪冲突，则为疼痛。木气堵塞，则为重听。仲景《伤寒》：少阳中风，两耳无所闻。太阳伤寒，病人叉手自冒心，师因教试令[①]咳，而不咳者，此必两耳无闻也。以重发汗，虚故如此。

耳聋者，手少阳之阳虚，而足少阳之阳败，耳痈者，手少阳之火陷，而足少阳之火逆也。欲升三焦，必升己土，欲降甲木，必降戊土，中气不运，不能使浊降而清升也。

柴胡芍药茯苓汤

芍药三钱	柴胡二钱	茯苓三钱	半夏三钱
甘草二钱	桔梗三钱		

煎半杯，热服。

治耳内热肿疼痛者。

热甚加黄芩，脓成加丹皮、桃仁。

① 令 原作“今”，形近之误，据闽本、蜀本、集成本、《伤寒论·辨太阳病脉证并治中》改。

苓泽芍药汤			
茯苓三钱	泽泻三钱	半夏三钱	杏仁三钱
柴胡三钱	芍药三钱		
煎半杯，热服。			

治耳流黄水者。

参茯五味芍药汤			
茯苓三钱	半夏三钱	甘草二钱	人参三钱
橘皮三钱	五味一钱	芍药三钱	
煎半杯，温服。			

治耳渐重听者。

鼻口根原

鼻口者，手足太阴之窍也。脾窍于口而司五味，肺窍于鼻而司五臭。人身之气，阳降而化浊阴，阴升而化清阳，清则冲虚，浊则滞塞，冲虚则生其清和，滞塞则郁为烦热。上窍冲虚而不滞塞，清和而不烦热者，清气升而浊气降也，浊降而清升，故口知五味而鼻知五臭。

而口鼻之司臭味，非第脾肺之能也，其权实由于心。以心窍于舌，心主臭而口主味，鼻之知五臭者，心也，口之知五味者，舌也。心为君火，胆与三焦为相火，三焦升则为清阳，胆木降则为浊阴。三焦陷而胆木逆，清气降而浊气升，则鼻口滞塞，而生烦热，臭味不知矣。

而清气之升，由鼻而上达，浊气之降，自口而下行。盖鼻窍于喉，口通于咽，鼻者清气之所终，口者浊气之所始也。喉通于脏，咽通于腑，喉者地气之既升，咽者天气之初降也。浊气不降而清气下陷，则病见于口，清气不升而浊气上逆，则病见于鼻。故鼻病者，升其清而并降其浊，口病者，降其浊而兼升其清。

升清之权，在于太阴，太阴陷则乙木不能升其清。降浊之机，在于阳明，阳明逆则辛金不能降其浊。得升降之宜，则口鼻之窍和畅而清通矣。

鼻病根原

鼻病者，手太阴之不清也。肺窍于鼻，司卫气而主降敛。宗气在胸，卫阳之本，贯心肺而行呼吸，出入鼻窍者也。肺降则宗气清肃而鼻通，肺逆则宗气壅阻而鼻塞。涕者，肺气之熏蒸也。肺中清气，氤氲如雾，雾气飘洒，化为雨露，而输膀胱，则痰涕不生。肺金不清，雾气瘀浊，不能化水，则凝郁于胸膈而痰生，熏蒸于鼻窍而涕化，痰涕之作，皆由于辛金之不降也。

肺金生水而主皮毛，肺气内降，则通达于膀胱，肺气外行，则熏泽于皮毛。外感风寒，而皮毛闭秘，脏腑郁遏，内不能降，外不能泄。蓄积莫容，则逆行于鼻窍，鼻窍窄狭，行之不及，故冲激而为嚏喷。肺气熏腾，淫蒸鼻窍，是以清涕流溢，涓涓而下也。

肺气初逆，则涕清。迟而肺气堙郁，清化为浊，则滞塞而胶黏。迟而浊郁陈腐，白化为黄，则臭败而秽恶。久而不愈，色味如脓，谓之鼻痈，皆肺气逆行之所致也。其中气不运，肺金壅满，即不感风寒，而浊涕时下，是谓鼻渊。鼻渊者，浊涕下不止也《素问》语。肺气之郁，总由土湿而胃逆，胃逆则浊气填塞，肺无降路故也。

桔梗元参汤

桔梗三钱	元参三钱	杏仁三钱	橘皮三钱
半夏三钱	茯苓三钱	甘草二钱	生姜三钱

煎半杯，热服。

治肺气郁升，鼻塞涕多者。

五味石膏汤

五味一钱	石膏三钱	杏仁三钱	半夏三钱
元参三钱	茯苓三钱	桔梗三钱	生姜三钱

煎半杯，热服。

治肺热鼻塞，浊涕黏黄者。

胃寒，加干姜。

黄芩贝母汤

黄芩三钱	柴胡三钱	芍药三钱	元参三钱
桔梗三钱	杏仁三钱	五味一钱	贝母三钱，去心

煎半杯，热服。

治鼻孔发热生疮者。

苓泽姜苏汤

茯苓三钱	泽泻三钱	生姜三钱	杏仁三钱
甘草二钱	橘皮三钱	紫苏叶三钱	

煎半杯，热服。

治鼻塞声重，语言不清者。

口病根原

口病者，足阳明之不降也。脾主肌肉而窍于口，口唇者，肌肉之本也《素问》语。脾胃同气，脾主升清而胃主降浊，清升浊降，则唇口不病，病者，太阴己土之陷而阳明戊土之逆也。阳明逆则甲木不降而相火上炎，于是唇口疼痛而热肿诸病生焉。

脾胃不病，则口中清和而无味。木郁则酸，火郁则苦，金郁则辛，水郁则咸，自郁则甘。口生五味者，五脏之郁，而不得土气，则味不自生，以五味司于脾土也。心主五臭，入肾为腐，心为火而肾为水，土者水火之中气，水泛于土则湿生，火郁于土则热作，湿热熏蒸，则口气腐秽而臭恶。

太阴以湿土主令，阳明从燥金化气，脾病则陷，胃病则逆。口唇之病，燥热者多，湿寒者少，责在阳明，不在太阴。然阳明上逆，而生燥热，半因太阴下陷，而病湿寒，清润上焦之燥热，而不助下焦之湿寒，则得之矣。

甘草黄芩汤

甘草二钱　黄芩二钱　茯苓三钱　半夏三钱
石膏三钱
煎半杯，热服。

治湿热熏蒸，口气秽恶者。

贝母元参汤			
贝母三钱	元参三钱	甘草二钱	黄芩二钱
煎半杯，热漱，徐咽。			

热甚，加黄连、石膏。

治口疮热肿。

桂枝姜苓汤			
芍药四钱	桂枝二钱	干姜三钱	茯苓三钱
甘草二钱	元参三钱		
煎大半杯，温服。			

治脾胃湿寒，胆火上炎，而生口疮者。

舌病

心窍于舌，舌者，心之官也。心属火而火性升，其下降者，胃土右转，金敛而水藏之也。胃逆而肺金失敛，则火遂其上炎之性，而病见于舌，疼痛热肿，于是作焉。

火之为性，降则通畅，升则堙郁，郁则苔生，舌苔者，心液之瘀结也。郁于土，则苔黄，郁于金，则苔白，火盛而金燥，则舌苔白涩，火衰而金寒，则舌苔白滑，火衰而土湿，则舌苔黄滑，火盛而土燥，则舌苔黄涩。五行之理，旺则侮其所不胜，衰则见侮于所胜。水者，火之敌，水胜而火负，则苔黑而滑，水负而火胜，则苔黑而涩。凡光滑滋润者，皆火衰而寒凝，凡芒刺焦裂者，皆火盛而燥结也。

心主言，而言语之机关，则在于舌，舌之屈伸上下者，筋脉之柔和也。筋司于肝，肝气郁则筋脉短缩，而舌卷不能言。《灵枢·经脉》：足厥阴气绝则筋绝，筋者，聚于阴器而脉络于舌本，脉弗荣则筋急，筋急则引舌与卵，故唇青、舌卷、卵缩。足太阴气绝，则脉不荣其唇舌，脉不荣则舌萎、人中满。《素问·热论》：少阴脉贯肾，络于肺，系舌本，故口燥舌干而渴。足三阴之脉，皆络于舌，凡舌病之疼痛热肿，则责君火之升炎。若其滑涩燥湿，挛缩弛长诸变，当于各经求之也。

芩连芍药汤

黄芩三钱　黄连一钱　甘草二钱　贝母二钱，去心
丹皮三钱　芍药三钱
煎半杯，热服。

治舌疮疼痛热肿。

桂枝地黄汤

桂枝三钱　芍药三钱　生地三钱　阿胶三钱
当归三钱　甘草二钱
煎大半杯，温服。

治肝燥舌卷者。

若中风舌强语拙，或杂证舌萎言迟，皆脾肾湿寒，不宜清凉滋润，勿服此方。

牙痛

牙痛者，足阳明之病也。手阳明之经，起于手之次指，上颈贯颊而入下齿，足阳明之经，起于鼻之交頞，下循鼻外而入上齿。手之三阳，阳之清者，足之三阳，阳之浊者。浊

则下降，清则上升，手阳明升，足阳明降，浊气不至于上壅，是以不痛。

手阳明以燥金主令，足阳明以戊土而化气于燥金，戊土之降，以其燥也。太阴盛而阳明虚，则戊土化湿，逆而不降，并阻少阳甲木之经，不得下行。牙床者，胃土所司，胃土不降，浊气壅迫，甲木逆冲，攻突牙床，是以肿痛。甲木化气于相火，相火失根，逆行而上炎，是以热生。虫牙[①]者，木郁而为蠹也，甲木郁于湿土之中，腐败蠹朽，故虫生而齿坏。

牙齿为骨之余气，足少阴肾水之所生也。水盛于下而根于上，牙者，水之方芽于火位而未盛者也。五行之理，水能胜火而火不胜水，水火一病，则水胜而火负，事之常也。而齿牙之位，以癸水之始基，微阴初凝，根荄未壮，一遭相火逆升，熏蒸炎烈，挟焦石流金之力而胜杯水，势自易易[②]。以少水而烁于壮火，未可以胜负寻常之理相提而并论也。

黄芩石膏汤

黄芩三钱　石膏三钱　甘草二钱，生　半夏三钱
升麻二钱　芍药三钱

煎半杯，热服，徐咽。

治牙疼龈肿。

① 虫牙　原作“牙虫”，诸本皆同，据下文“虫生而齿坏”、后文柴胡桃仁汤“治虫牙”改。

② 易易　极言容易。

柴胡桃仁汤			
柴胡三钱	桃仁三钱	石膏三钱	骨碎补三钱
煎半杯，热服，徐咽。			

治虫牙。

咽喉

咽喉者，阴阳升降之路也。《灵枢·经脉》：胃足阳明之脉，循喉咙而入缺盆。脾足太阴之脉，挟咽而连舌本。心手少阴之脉，挟咽而系目系。小肠手太阳之脉，循咽而下胸膈。肾足少阴之脉，循喉咙而挟舌本。肝足厥阴之脉，循喉咙而入颃颡。五脏六腑之经，不尽循于咽喉，而咽为六腑之通衢①，喉为五脏之总门，脉有歧出，而呼吸升降之气，则别无他经也。

六腑阳也，而阳中有阴则气降，故浊阴由咽而下达，五脏阴也，而阴中有阳则气升，故清阳自喉而上腾。盖六腑者，传化物而不藏，不藏则下行，是天气之降也，五脏者，藏精气而不泄，不泄则上行，是地气之升也。地气不升则喉病，喉病者，气塞而食通。天气不降则咽病，咽病者，气通而食塞。先食阻而后气梗者，是脏完而腑伤之也，先气梗而后食阻者，是腑完而脏伤之也。

而总之咽通六腑而胃为之主，喉通五脏而肺为之宗。阳衰土湿，肺胃不降，浊气堙郁，则病痹塞，相火升炎，则病

① 通衢　四通八达之大道也。

肿痛。下窍为阴，上窍为阳，阴之气浊，阳之气清，清气凉而浊气热，故清气下陷，则凉泄于魄门，浊气上逆，则热结于喉咙也。

甘草桔梗射干汤

甘草二钱，生	桔梗三钱	半夏三钱	射干三钱

煎半杯，热漱，徐服。

治咽喉肿痛生疮者。

贝母升麻鳖甲汤

贝母三钱	升麻二钱	丹皮三钱	元参三钱
鳖甲三钱			

煎半杯，热漱，徐服。

治喉疮脓成者。

声音

声音者，手太阴之所司也。肺藏气，而气之激宕则为声，故肺病则声为之不调，气病则声为之不畅。而气之所以病者，由于己土之湿。手阳明主令于燥金，手太阴化气于湿土，阳明旺则金燥而响振，太阴盛则土湿而声喑。譬之琴瑟箫鼓，遇晴明而清越，值阴晦而沉浊，燥湿之不同也。燥为阳而湿为阴，阳旺则气聚而不泄，气通而不塞，聚则响而通则鸣。唇缺齿落而言语不清者，气之泄也，涕流鼻渊而声音不亮者，气之塞也。

然声出于气而气使于神。《灵枢·忧恚无言》：喉咙者，气之所以上下者也。会厌者，声音之户也。口唇者，声音之扇也。舌者，声音之机也。悬雍者，声音之关也。颃颡者，分气之所泄也。横骨者，神气所使，主发舌者也。盖门户之开阖，机关之启闭，气为之也。而所以司其迟疾，时其高下，开阖适宜，而启闭中节者，神之所使也。是故久嗽而音哑者，病在声气，中风而不言者，病在神明。声气病则能言而不能响，神明病则能响而不能言。声气出于肺，神明藏于心。四十九难：肺主五声，入心为言。缘声由气动，而言以神发也。

闻之妇人在军，金鼓不振，李少卿[①]军中有女子，击鼓起士而鼓不鸣。然则调声音者，益清阳而驱浊阴，一定之理也。

茯苓橘皮杏仁汤

茯苓三钱　　半夏三钱　　杏仁三钱　　百合三钱
橘皮三钱　　生姜三钱
煎半杯，热服。

治湿旺气郁，声音不亮者。

百合桔梗鸡子汤

百合三钱　　桔梗三钱　　五味一钱　　鸡子白一枚
半杯，去滓，入鸡子清，热服。

治失声喑哑者。

须发

须发者，手足六阳之所荣也。《灵枢·阴阳二十五人》：

① 李少卿　即李陵，字少卿。汉·陇西成纪人，名将李广之孙，武帝时任骑都尉。天汉二年（公元前99年），率步兵五千人击匈奴，兵败投降。

手三阳之上者，皆行于头，阳明之经，其荣髭也，少阳之经，其荣眉也，太阳之经，其荣须也。足三阳之上者，亦行于头，阳明之经，其荣髯也，少阳之经，其荣须也，太阳之经，其荣眉也。凡此六经，血气盛则美而长，血气衰则恶而短。

夫须发者，营血之所滋生，而实卫气之所发育也。血根于上而盛于下，气根于下而盛于上，须发上盛而下衰者，手足六阳之经气盛于上故也。《灵枢·决气》：上焦开发，宣五谷味，熏肤，充身，泽毛，若雾露之溉，是谓气。冬时阳气内潜，而爪发枯脆，夏日阳气外浮，而爪须和泽。缘须发之生，血以濡之，所以滋其根荄，气以煦之，所以荣其枝叶也。

宦者伤其宗筋，血泄而不滋，则气脱而不荣，是以无须，与妇人正同。

然则须落发焦者，血衰而实气败，当于营卫二者双培其本枝，则得之矣。

桂枝柏叶汤

首乌三钱	桂枝三钱	丹皮三钱	生地三钱
柏叶三钱	生姜三钱	人参三钱	阿胶三钱

煎大半杯，温服。

治须落发焦，枯燥不荣。

黄涩早白，加桑椹、黑豆。阳衰土湿者，加干姜、茯苓。肺气不充，重用黄芪，肺主皮毛故也。

卷九　四圣心源

昌邑黄元御坤载著

疮疡之病，因寒邪伤营，血涩气阻，积郁成热，肉腐为脓。阳盛则红肿而外发，阴盛则黑塌而内陷。其轻则疥癣之疾，其重则腹内之病。

《灵枢》义晰[①]而无方，《金匮》法略而未备，后世外科之家，仰钻莫入[②]，茫若其言，玉版尘封，金匮云埋。知若亚父，遭此难而身倾，贤如伯牛[③]，遘斯疾而命殒，贤智不解其义，而况余子乎。

往年目病，悔为庸妄所误，寒泄脾阳，耳后臃肿，清脓如注，又几误于外科之手。游息浮扬，一缕未断，念之至今病悸，作疮疡解。

① 晰　明也。
② 入　原作“人”，据闽本、蜀本、集成本改。
③ 伯牛　春秋·鲁国人，名冉耕，孔门十哲之一。

疮疡解

痈疽根原

痈疽者，寒伤营血之病也。血之为性，温则流行，寒则凝滞，寒伤营血，凝涩不运，卫气郁阻，蓄而为热，热盛则肉腐为脓。脓瘀不泄，烂筋而伤骨，骨髓消烁，经脉败漏，熏于五脏，脏伤则死矣。

痈病浅而疽病深，浅则轻而深则重。痈者，营卫之壅于外也，疽者，气血之阻于内也。营卫之壅遏，有盛有不盛，故肿有大小。穴腧开而风寒入，寒郁为热，随孔窍而外发，故其形圆。疽之外候，皮夭而坚，痈之外候，皮薄而泽，阴阳深浅之分也。

《灵枢·痈疽》：寒邪客于经脉之中则血涩，血涩则不通，不通则卫气归之，不得复反，故臃肿。寒气化为热，热盛则腐肉，肉腐则为脓。痈成为热，而根原于外寒，故痈疽初起，当温经而散寒，行营而宣卫。及其寒化为热，臃肿痛楚，于此营卫遏闭之秋，仍宜清散于经络。至于脓血溃泆，经热外泄，营卫俱败，自非崇补气血，不能复也。如其经络阴凝，肿热外盛，气血虚寒，脓汁清稀，则更当温散而暖补之，不可缓也。若夫疮疖疥癣之类，其受伤原浅，但当发表而泻卫，无事他方也。

桂枝丹皮紫苏汤

桂枝三钱　芍药三钱　甘草二钱　丹皮三钱
苏叶三钱　生姜三钱
煎大半杯，热服，覆取微汗。

治痈疽初起。

《金匮》：诸脉浮数，应当发热，而反洒淅恶寒，若有痛处，当发疮痈。痈疽因外感寒邪，伤其营血，营伤而裹束卫气，卫气郁阻，不得外达，故见恶寒。卫郁热发，肉腐脓化，则成痈疽。

初起经络郁遏，必当发表。表解汗出，卫郁透泄，经络通畅，则肿痛消除，不作脓也。若不得汗，宜重用青萍发之。表热太盛，用地黄、天冬，凉泻经络之郁。卫气太虚，用黄芪益其经气。

丹皮黄芪汤

桂枝三钱　桃仁三钱　甘草二钱　桔梗三钱
丹皮三钱　生姜三钱　元参三钱　黄芪三钱，生
煎大半杯，热服。

治皮肉壅肿，痈疽已成者。

热盛，重用黄芪、天冬、地黄。

排脓汤

甘草二钱，炙　桔梗三钱　生姜三钱　大枣三枚
煎大半杯，温服。

治脓成热剧，皮肉松软者。

桂枝人参黄芪汤			
人参三钱	黄芪三钱，炙	桂枝三钱	甘草二钱，炙
当归三钱	芍药三钱	茯苓三钱	丹皮三钱
煎大半杯，温服。			

治脓泄热退，营卫双虚者。

黄芪人参牡蛎汤			
黄芪三钱	人参三钱	甘草二钱	五味一钱
生姜三钱	茯苓三钱	牡蛎三钱	
煎大半杯，温服。			

治脓泄后溃烂，不能收口者。

洗净败血腐肉，用龙骨、象皮细末少许收之，贴仙灵膏。

仙灵膏			
地黄八两	当归二两	甘草二两	黄芪二两
丹皮一两	桂枝一两		
麻油一斤、黄丹八两，熬膏，入黄蜡、白蜡、乳香、没药各一两，罐收。脓后溃烂，久不收口，洗净贴。一日一换，计日平复。			

大黄牡丹汤			
大黄三钱	芒硝三钱	冬瓜子二钱	桃仁三钱
丹皮三钱			
煎大半杯，热服。			

治疽近肠胃，内热郁蒸者。

参芪苓桂干姜汤

人参三钱	黄芪三钱	甘草二钱	茯苓三钱
桂枝三钱	干姜三钱	丹皮二钱	

煎大半杯，温服。

治阴盛内寒，及脓清热微者。

甚加附子。

仙掌丹

斑蝥八钱，去头翅，糯米炒黄用，去米。川产者良，余处不可用

前胡四分，炒	乳香一钱，去油	没药一钱，去油	血竭一钱
元参四分	冰片五分	麝香五分	

研细，瓶收。

凡阳证痈疽初起，针破疮顶，点药如芥粒，外用膏药贴之，顷刻流滴黄水，半日即消。重者一日一换，一两日愈，神效。脓成无用，阴证不治。

瘰疬根原

瘰疬者，足少阳之病也。足少阳以甲木而化气于相火，其经自头走足，行身之旁，起目之外眦，上循耳后，从颈侧而入缺盆，下胸腋而行胁肋，降于肾脏，以温癸水。相火降蛰，故癸水不至下寒，而甲木不至上热。而甲木之降，由于辛金之敛，辛金之敛，缘于戊土之右转也。戊土不降，少阳逆行，经气壅遏，相火上炎，瘀热抟结，则瘰疬生焉。

肝胆主筋，筋脉卷屈而雍肿，故磊落历碌，顽硬而坚实也。《灵枢·经脉》：胆足少阳之经，是动则病口苦，心胁痛，缺盆中肿痛，腋下肿，马刀挟瘿。马刀挟瘿者，足

少阳之脉，循缺盆，挟胸膈，而走胁肋，其经弯如马刀，而瘿瘤挟生也。《金匮》：痹挟背行，若肠鸣，马刀挟瘿者，皆为劳得之。此以劳伤中气，戊土逆升，少阳经脉降路壅阻，相火郁蒸，故令病此。

病在筋而不在肉，故坚而不溃，溃而不敛，较之诸疮，最难平复。而相火升炎，上热日增，脾肾阳亏，下寒日剧。久而阳败土崩，遂伤性命。非伤于血肉之溃，乃死于中气之败也。法当培中气以降阳明，肺胃右行，相火下潜，甲木荣畅而归根，则疮自平矣。

柴胡芍药半夏汤

柴胡三钱	芍药三钱	元参三钱	甘草二钱
半夏三钱	丹皮三钱	牡蛎三钱	鳖甲三钱

煎大半杯，热服。

上热甚者，加黄芩、地黄。血虚木燥，加首乌。肿痛，加贝母。脓成，加桔梗。

癞风根原

癞风者，风伤卫气，而营郁未尽泄也。卫性收敛，营性发扬，风伤卫气，开其皮毛，风愈泄则卫愈闭，其性然也。卫闭则营血不得外发，于是郁蒸而生里热。六日经尽，营热郁发，卫不能闭，则肿透皮毛，而见红斑。斑发热除，则病愈矣。若卫闭不开，斑点莫出，营热内遏，脏腑蒸焚，则成死证。

风以木气而善疏泄，其卫气之闭者，风泄之也，其卫气之闭而终开者，亦风泄之也。初时感冒，经热未盛，则气闭而风不能泄，经尽之后，营热蒸发，则风泄而气不能闭，是以疹见。风有强弱之不同，气有盛衰之非一，风强而气不能闭，则斑点尽出，气盛而风不能泄，则斑点全无。

若风气相抟，势力均平，风强而外泄，气盛而内闭。风强则内气不能尽闭，气盛则外风不能尽泄，泄之不透，隐见于皮肤之内，是谓瘾疹。气之不透，泄郁而为痒。痒者谓之泄风，又曰脉风。泄风者，风之未得尽泄，而遗热于经脉之中也。泄风不愈，营热内郁，久而经络蒸淫，肌肉腐溃，发为痂癞，是名癞风。

肺司卫气而主皮毛，卫气清和，熏肤，充身，泽毛，若雾露之溉焉，则皮毛荣华。卫气郁闭，发肤失其熏泽，故肤肿而毛落。肺窍于鼻，宗气之所出入。宗气者，卫气之本，大气之抟[①]而不行，积于胸中，以贯心肺，而行呼吸者也。卫气闭塞，则宗气蒸瘀，失其清肃，故鼻柱坏也。

大凡温疫中风，发表透彻，红斑散布，毫发无郁，必无此病。

法宜泻卫郁而清营热，决腐败而生新血，经络清畅，痂癞自平矣。

---

① 抟　原作“搏”，据蜀本、《灵枢经·五味》改。

紫苏丹皮地黄汤			
苏叶三钱	生姜三钱	甘草二钱	丹皮三钱
芍药三钱	地黄三钱		
煎大半杯，热服。覆衣，取汗。			

若不得汗，重用青萍发之，外以青萍热汤熏洗，以开汗孔。汗后用破郁行血之药，通其经络，退热消蒸之剂，清其营卫，腐去新生，自能平愈。

但凉营泻热之品，久服则脾败，当酌加姜、桂行经之药，不至内泄脾阳，则善矣。

痔漏根原

痔漏者，手太阳之病也。手之三阳，自手走头，足之三阳，自头走足。手三阳之走头者，清阳之上升也，足三阳之走足者，浊阴[①]之下降也。足三阳病则上逆而不降，手三阳病则下陷而不升。

《素问·气厥论》：小肠移热于大肠，为虙瘕，为沉痔。五行之理，升极必降，降极必升，升则阴化为阳，降则阳化为阴。水本润下，足少阴以癸水而化君火者，降极则升也，火本炎上，手太阳以丙火而化寒水者，升极则降也。手太阳病则丙火下陷，不上升而化寒水，是以小肠有热。五脏六腑，病则传其所胜，以丙火而化庚金，是以移热于大肠。魄门处大肠之末，丙火传金，陷于至下之地，是以

① 阴　原作“阳”，诸本均同，形近之误，据上文“清阳之上升也”、前后文例改。

痔生于肛也。

然病在于二肠，而究其根原，实因于脾。《素问·生气通天论》：因而饱食，筋脉横解，肠澼为痔。以过饱伤脾，脾气困败，不能消磨，水谷莫化，下趋二肠，而为泄利。泄则脾与二肠俱陷，丙火陷于肛门，此痔病所由生也。

气统于肺，而肺气之降者，胃土之右转也，血藏于肝，而肝血之升者，脾土之左旋也。凡经络脏腑之气，皆受于肺，凡经络脏腑之血，皆受于肝。戊土一降，而诸气皆降，己土一升，则诸血皆升。脾土湿陷，则肝木下郁而血不上行，故脱失于大便，凝则为虙瘕，流则为沉痔。沉虙者，皆肝血之下陷，无二理也。

《灵枢·邪气脏腑病形》：肾脉微涩，为不月、沉痔。血流于后，则为沉痔，血凝于前，则为不月，不月即虙瘕也。《金匮》：小肠有寒者，其人下重便血，有热者，必痔。痔与下重便血，皆丙火之下陷①。火衰而陷者，则下重便血而不痔，火未衰而陷者，则下重便血而痔生。要之，痔家热在魄门，而脾与小肠，无不寒湿。缘丙火不虚则不陷，陷则下热而中寒。丙火上升而化寒水者，常也，下陷而不化寒水，是以生热。陷而不升，故热在魄门而不在肠胃也。

此病一成，凡遇中气寒郁，则火陷而痔发。无论其平

① 下陷　原作“陷下”，据闽本、集成本乙转。

日，即其痔发肛热之时，皆其寒湿内作之会[①]，而医工不知也。

经血陷流，习为熟路，岁久年深，时常滴漏，则为漏病，譬如器漏而水泄也。

茯苓石脂汤

茯苓三钱	丹皮三钱	桂枝三钱	芍药四钱
甘草二钱	干姜二钱、炒	赤石脂三钱	升麻一钱

煎大半杯，温服。

治痔漏肿痛下血者。

肛热，加黄连。木燥，加阿胶。

① 会　犹“期”也。

卷十 四圣心源

昌邑黄元御坤载著

妇人之证，率与男子无殊，惟其经脉胎产三十六病，则与丈夫不同。其源流通塞，实资于调燮①，花萼长消，端赖于栽培。降自后世，此义遂乖，伤②旸谷③之忽④寒，叹温泉之遽冱，泛桃花之巨浪⑤，决瓠子⑥之洪波，乃使春华易萎，秋实难成，胎伤卵破，女德无终，玉折兰摧，妇怨何极！仆本恨人⑦，痛心在目，作妇人解。

---

① 调燮 调理也。

② 伤 痛也。

③ 旸（yáng 阳）谷 日出之处。

④ 忽 尽也。

⑤ 桃花之巨浪 即桃花浪，亦即桃花汛。

⑥ 瓠子 地名。在河南濮阳县南，亦称瓠子口。汉武帝元光三年，河决于瓠子，漂害民居。

⑦ 恨人 失意抱恨之人。

妇人解

经脉根原

经脉者，风木之所化生也。人与天地相参也，与日月相应也《灵枢经》语。男子应日，女子应月，月满则海水西盛，鱼脑充，蚌蛤实，经脉溢，月晦则海水东盛，鱼脑减，蚌蛤虚，经脉衰。月有圆缺，阴有长消，经脉调畅，盈缩按时，月满而来，月亏而止者，事之常也。

金主收敛，木主疏泄，金敛而木不能泄，则过期不来，木疏而金不能敛，则先期而至。收敛之极，乃断绝而不行，疏泄之甚，故崩漏而不止。木郁或中变为热，水郁则始终皆寒。其重者，亡身而殒命，其轻者，绝产而不生，非细故也。

其凝而不解者，水寒而木郁也。肾肝阴旺，经脉凝沍，既堙郁而腐败，乃成块而紫黑。调经养血之法，首以崇阳为主也。盖经水之原，化于己土，脾阳左旋，温升而生营血，所谓中焦受气取汁，变化而赤，是谓血也《灵枢经》语。血藏于肝而总统于冲任，阴中阳盛，生意沛然，一承雨露，煦濡①长养，是以成孕而怀子。譬之于土，阳气冬藏，水泉温暖，春木发扬，冻解冰消，暖气升腾，故万物生焉。使冬无地下之暖，虽有阳和司令，亦成寒谷不生矣。

① 濡 原作“嚅”，音同之误，据闽本、蜀本、集成本改。

后世庸工，全昧此理，滋阴凉血，伐泻生阳，变膏腴之壤，作不毛之地，摧后凋之木，为朝华之草。目击此风，良深永叹！仲景垂温经一法，吹邹子之暖律[①]，飘虞地之熏风[②]，古训昭然，来者当熟复而详味也。

闭结

经脉闭结，缘于肝木之郁。血者，木中之津液也，木性喜达，木气条达，故经脉流行，不至结涩，木气郁陷，生发不遂，则经血凝滞，闭结生焉。

乙木既陷，甲木必逆，乙木遏陷，温气不扬，则生下热，甲木冲逆，相火不归，则生上热。经脉燔蒸，而升降阻格，内无去路，则蒸发皮毛，泄而为汗。汗出热退，皮毛既阖，而经热又作。热日作而血日耗，汗日泄而阳日败，久而困惫尪羸，眠食废损。人知其经热之盛，而不知其脾阳之虚，误以凉营泻热之药投之，脾阳颓败，速之死矣。其肝胆固属燥热，其脾肾则是湿寒，治当分别而调剂之，未可专用清凉也。

盖木生于水而长于土，乙木之温，即脾阳之左升也。水寒土湿，木气不达，抑郁盘塞，则经脉不通，以其生气失政而疏泄不行也，未有脾阳健运，木陷而血瘀者。其肝

① 邹子之暖律　指邹衍吹律事。邹衍，战国·齐·临淄人，深观阴阳消息，著《终始》、《大圣》等篇，共十余万言。

② 虞地之熏风　虞，通“吴”。“地”，原作“帝”，诸本均同，音同之误，据上下文义改。“熏风”，和风，指初夏之东南风。“虞地之熏风”，吴地吹来的和暖之风。

木之陷，咎在于脾，其胆木之逆，咎在于胃，己土不生，则戊土不降，中气莫运，故四维不转，非第肝胆之过也。若见其闭结，辄用开通，中气已亏，再遭攻下，强者幸生，弱者立毙，十全二三，甚非良法也。

桂枝丹皮桃仁汤			
桂枝三钱	芍药三钱	丹皮三钱	桃仁三钱
甘草二钱	茯苓三钱	丹参三钱	
煎大半杯，温服。			

上热，加黄芩。中寒，加干姜。中气不足，加人参。血块坚硬，加鳖甲、䗪虫。脾郁，加砂仁。

崩漏

经脉崩漏，因于肝木之陷。肝木主生，生意畅遂，木气条达，则经血温升，不至下泄。生意郁陷，木气不达，经血陷流，则病崩漏。

木气疏泄，血藏肝木，而不致疏泄者，气举之也。气性降而血性升，气降于下，又随肝木而左升，血升于上，又随肺金而右降。血之在上者，有气以降之，血之在下者，有气以升之，是以藏而不泄也。肝木郁陷，升发不遂，气愈郁而愈欲泄。木欲泄而金敛之，故梗涩而不利，金欲敛而木泄之，故淋漓而不收。金能敛而木不能泄，则凝瘀而结塞，木能泄而金不能敛，则滂沛而横行。

其原全由于土败。土者，血海之堤防也，堤防坚固，则澜安而波平，堤防溃败，故泛滥而倾注。崩者，堤崩而河决，漏者，堤漏而水渗也。缘乙木生长于水土，水旺土湿，脾阳陷败，不能发达木气，升举经血，于是肝气下郁，而病崩漏也。后世庸医崩漏之法，荒唐悖谬，何足数①也。

桂枝姜苓汤			
甘草二钱	茯苓三钱	桂枝三钱	芍药三钱
干姜三钱	丹皮三钱	首乌三钱	
煎大半杯，温服。			

治经漏。

桂枝姜苓牡蛎汤			
甘草二钱	茯苓三钱	桂枝三钱	芍药三钱
干姜三钱	丹皮三钱	首乌三钱	牡蛎三钱
大半杯，温服。			

治血崩。

气虚，加人参。

先期后期

先期者，木气之疏泄，崩漏之机也。后期者，木气之遏郁，闭结之机也。其原总由于脾湿而肝陷，木气郁陷，不得发扬，则经血凝瘀，莫能通畅，无论先期后期，血必结涩而不利。

其通多而塞少者，木气泄之，故先期而至。以经血上行，则血室不见其有余，必月满阴盈而后来，血陷则未及一月，而血室已盈，是以来早。其塞多而通少者，木不能

① 数 说也。

泄，则后期而至。以木气郁遏，疏泄不行，期过一月，而积蓄既多，血室莫容，然后续下，是以来迟也。

桂枝姜苓汤			
丹皮三钱	甘草二钱	茯苓三钱	首乌三钱
干姜三钱	桂枝三钱	芍药三钱	
煎大半杯，温服。			

治经水先期。

姜苓阿胶汤			
丹皮三钱	甘草二钱	桂枝三钱	茯苓三钱
干姜三钱	丹参三钱	首乌三钱	阿胶三钱
煎大半杯，温服。			

治经水后期。

结瘀紫黑

经水结瘀紫黑，血室寒冱而凝涩也。血之为性，温则行，寒则滞，滞久则堙郁而腐败，是以成块而不鲜。此以土湿水寒，木气郁塞之故。庸工谓之血热，据其木郁生热，而昧其水土之湿寒，祸世非小也。

苓桂丹参汤			
丹皮三钱	甘草二钱	干姜三钱	茯苓三钱
桂枝三钱	丹参三钱		
煎大半杯，温服。			

经行腹痛

经行腹痛，肝气郁塞而刑脾也。缘其水土湿寒，乙木抑遏，血脉凝涩不畅，月满血盈，经水不利，木气壅迫，疏泄莫遂，郁勃冲突，克伤脾脏，是以腹痛。

中气不运，胃气上逆，则见恶心呕吐之证。血下以后，经脉疏通，木气松和，是以痛止。此多绝产不生。温燥水土，通经达木，经调痛去，然后怀子。

其痛在经后者，血虚肝燥，风木克土也。以经后血虚，肝木失荣，枯燥生风，贼伤土气，是以痛作也。

苓桂丹参汤			
丹皮三钱	甘草二钱	丹参三钱	干姜三钱
桂枝三钱	茯苓三钱		
煎大半杯，温服。			

治经前腹痛。

归地芍药汤			
当归三钱	地黄三钱	甘草二钱	桂枝三钱
茯苓三钱	首乌三钱	芍药三钱	
煎大半杯，温服。			

治经后腹痛。

热入血室

经水适来之时，外感中风，发热恶寒，七八日后，六经既遍，表解脉迟，热退身凉，而胸胁痞满，状如结胸，语言谵妄，神识不清，此谓热入血室也。以少阳之经，下胸贯膈，而循胁里，少阳厥阴，表里同气，血藏于厥阴，热入血室，同气相感，自厥阴而传少阳，甲木逆升，经气不降，横塞胸胁，故状如结胸。君相感应，相火升炎，而烁心液，故作谵语。肝主血，心主脉；血行脉中，血热则心病也。

盖经下之时，血室新虚，风伤卫气，卫气闭敛，营郁热发，热自经络而入血室，势所自然。宜清厥阴少阳之经，泻热而凉血也。

柴胡地黄汤			
柴胡三钱	黄芩三钱	甘草二钱	芍药三钱
丹皮三钱	地黄三钱		
煎大半杯，温服。			

表未解者，加苏叶、生姜。

杂病根原

妇人之病，多在肝脾两经。土湿木郁，生气不达，奇邪淫泆，百病丛生。而阳虚积冷者多，阴虚结热者少，以其燥热在肝胆，湿寒在脾肾，土湿木郁而生表热者十之八九，土燥水亏而生里热者百无一二也。

带下

带下者，阴精之不藏也。相火下衰，肾水澌寒，经血凝瘀，结于少腹，阻格阴精上济之路，肾水失藏，肝木疏泄，故精液淫泆，流而为带。带者，任脉之阴旺，带脉之不引也。五脏之阴精，皆统于任脉，任中阳秘，带脉横束，环腰如带，为之收引，故精敛而不泄。任脉寒冱，带脉不引，精华流溢，是谓带下。水下泄则火上炎，故多有夜热毛蒸，掌烦口燥之证。

而下寒上热之原，则过不在于心肾，而在于脾胃之湿。盖气根于肾，坎之阳也，升于木火，而藏于肺，血根于心，离之阴也，降于金水，而藏于肝。金性收敛而木性生发，金随胃降，收敛之政行，离阴下潜而化浊阴，是以气凉而水暖，木从脾升，生发之令畅，坎阳上达而化清阳，是以血温而火清。阳不郁则热不生，阴不郁则寒不作也。土湿则脾胃不运，阴阳莫交，阳上郁而热生于气，阴下郁而寒生于血，血寒故凝涩而瘀结也。

仲景温经一汤，温中去湿，清金荣木，活血行瘀，诚为圣法。至于瘀血坚凝，则用土瓜根散，精液滑泄，则用矾石丸，法更密矣。

温经汤

人参三钱	甘草二钱	干姜三钱	桂枝三钱
茯苓三钱	丹皮三钱	当归三钱	阿胶三钱
麦冬三钱	芍药三钱	芎䓖二钱	茱萸二钱
半夏三钱①			

煎一杯，温服。

治妇人带下，及少腹寒冷，久不受胎，或崩漏下血，或经来过多，或至期不来。

阴精流泻，加牡蛎。瘀血坚硬，加桃仁、鳖甲。

骨蒸

骨蒸者，肝木之不达也。肝木生于肾水，阳根在水，

① 半夏三钱　原脱，据蜀本、《金匮要略·妇人杂病脉证并治第二十二》补。

春气一交，随脾土左升，则化肝木。木气升发，和煦温畅，及臻[①]夏令，水中之阳，尽达于九天，则木化而为火。木火生长，是以骨髓清凉，下热不生。水寒土湿，肝木不升，温气下郁，陷于肾水，则骨蒸夜热，于是病焉，以肾主骨也。

肝木郁陷，而生下热，则胆木冲逆，而生上热。肝木下陷，必克脾土，胆木上逆，必克胃[②]土。脾胃俱病，上不能容而下不能化，饮食减损，肌[③]肉消瘦，淹滞[④]缠绵，渐至不起。

庸医不解，以为阴虚，率以滋阴泻热之剂，愈败土气，土败阳伤，无有不死也。是宜燥土暖水，升达木气，木郁条达，热退风清，骨蒸自愈。原非阴虚血热之证，清凉之品，未可过用，以伐中气也。

苓桂柴胡汤

茯苓三钱　甘草二钱　丹皮三钱　桂枝三钱
芍药三钱　柴胡三钱　半夏三钱
煎大半杯，温服。

热蒸不减，加生地、黄芩。蒸退即用干姜、附子，以温水土。

① 臻　至也。
② 胃　原作“戊”，诸本均同，据上文“必克脾土”、下文“脾胃俱病”改。
③ 肌　原作“朋”，形近之误，据闽本、蜀本、集成本改。
④ 淹滞　久留也。

胎妊解

胎妊者，土气所长养也。两精相抟，二气妙凝，清升浊降，阴阳肇基。血以濡之，化其神魂，气以煦之，化其精魄。气统于肺，血藏于肝，而气血之根，总原于土。土者，所以滋生气血，培养胎妊之本也。木火以生长之，金水以收成之，土气充盈，四维寄旺，涵养而变化之，五气皆足，十月而生矣。

土衰而四维失灌，藏气不厚，则木不能生，生气不厚，则火不能长，长气不厚，则金不能收，收气不厚，则水不能成。生长之气薄，则胎不发育，收成之气薄，斯胎不坚完。木火衰乃伤堕于初结之月，金水弱乃殒落于将成之时。

血生于木火，气化于金水，而土则四象之中气也，故养胎之要，首在培土。土运则清其火金而上不病热，暖其水木而下不病寒。木温而火清，则血流而不凝也，金凉而水[①]暖，则气行而不滞也。气血环抱而煦濡之，形神巩固，永无半产之忧矣。

结胎

胎妊之结，生长资乎木火，收成藉乎金水，土者四象之母，其细缊变化，煦濡滋养，全赖乎土。脾以己土而主升，升则化阳而善消，胃以戊土而主降，降则化阴而善受。胎之初结，中气凝蹇，升降之机，乍而堙郁，冲和之气，

① 水　原作“气”，诸本均同，据上文“木温而火清”改。

渐而壅满。其始胃气初郁，滋味厌常而喜新。及其两月胎成，则胃气阻逆，恶心呕吐，食不能下。迟而中气回环，胃土续降，然后能食。

胃土降则心火下行而化水，脾土升则肾水上交而化火，胎气在中，升降不利，乃水偏于下润而火偏于上炎。水润下者，火不交水而坎阳虚也，火炎上者，水不济火而离阴弱也。是故妊娠之证，下寒而上热，妊娠之脉，尺微而寸洪。仲景《金匮》：妇人得平脉，阴脉小弱，其人渴，不能食，无寒热，名妊娠。寸为阳，尺为阴，阴脉小弱者，尺之微也。《素问·平人气象论》：妇人手少阴脉动甚者，妊子也。手少阴之经，循臑内后廉，而走小指，脉动在神门神门，在掌后锐骨之中。虽非寸口，然少阴之左寸，亦可以候心，神门脉动者，寸口必动。手少阴脉动者，寸之洪也。推之左寸脉动者，右寸必动，男胎动于左寸，女胎[1]动于右寸，亦自然之理也。十九难：男脉在关上，女脉在关下。男子寸大而尺小，女子寸小而尺大者，常也。

胎气一结，虚实易位，大小反常，缘于中气之壅阻也。阴阳郁格，最易为病，法宜行郁理气为主，未可遽用填补之剂也。

---

① 胎　原作“脉”，诸本均同，形近之误，据上文“男胎动于左寸”改。

豆蔻苓砂汤		
白蔻一钱,生,研	杏仁二钱	甘草一钱
砂仁一钱,炒,研	芍药二钱	丹皮三钱
茯苓三钱	橘皮一钱	
煎大半杯,温服。		

治胎孕初结，恶心呕吐，昏晕燥渴。

证缘中气郁阻，胃土不降，以此开郁降浊，清胆火而行肝血。内热加清凉之味，内寒加温暖之品，酌其脏腑阴阳而调之。

堕胎

胎之结也，一月二月，木气生之，三月四月，火气长之，五月六月，土气化之，七月八月，金气收之，九月十月，水气成之，五气皆足，胎完而生矣。而土为四象之母，始终全藉乎土，土中阳旺，则胎气发育，十月满足，不至于堕。

盖胎妊之理，生发乎木火，收藏于金水，而四象之推迁，皆中气之转运也。阳蛰地下，左旋而化乙木，和煦温畅，万物资生者，己土之东升也。阴凝天上，右转而化辛金，清凉肃杀，万宝告成者，戊土之西降也。木升火化而胎气畅茂，金降水凝而胎气坚完。生长之气衰则胎堕于初结，收成之力弱则胎殒于将完，其实皆土气之虚也。土生于火而克于木，火旺则土燥而木达，火衰则土湿而木郁。乙木郁陷，而克己土，土气困败，胎妊失养，是以善堕。

胎妊欲堕，腰腹必痛，痛者，木陷而克土也。木生于水而长于土，土湿水寒，乙木乃陷。三十六难：命门者，诸精神之所舍，原气之所系，男子以藏精，女子以系胞。命门阳败，肾水澌寒，侮土灭火，不生肝木，木气郁陷，而贼脾土，此胎孕堕伤之原也。

姜桂苓参汤

甘草二钱	人参三钱	茯苓三钱	干姜三钱
桂枝三钱	丹皮三钱		

煎大半杯，温服。

腹痛，加砂仁、芍药。

胎漏

结胎之后，经水滋养子宫，化生血肉，无有赢余，是以断而不行。其胎结而经来者，必有瘀血阻格。缘胎成经断，血室盈满，不复流溢。肝脾阳弱，莫能行血，养胎之余，易致堙瘀。瘀血蓄积，阻碍经络，胎妊渐长，隧道壅塞。此后之血，不得上济，月满阴盈，于是下漏。按其胎之左右，必有癥块。或其[1]平日原有宿癥，亦能致此。

若内无瘀血，则是肝脾下陷，经血亡脱，其胎必堕。若血下而腹痛者，则是胞气壅碍，土郁木陷，肝气贼脾也，《金匮》名为胞阻。

宜疏木达郁，而润风燥，漏血腹痛自止。

① 其　原作“有”，形近之误，据闽本、集成本改。

桂枝地黄阿胶汤			
甘草二钱	地黄三钱	阿胶三钱	当归三钱
桂枝三钱	芍药三钱	茯苓三钱	丹皮三钱
煎大半杯，温服。			

治妊娠下血[①]腹痛者。

桂枝茯苓汤			
桂枝三钱	茯苓三钱	甘草二钱	丹皮三钱
芍药三钱	桃仁三钱		
煎大半杯，温服。			

治妊娠下血，癥块连胎者。

轻者作丸，缓以消之。

产后根原

产后血虚气惫，诸病丛生，病则永年毕世，不得平复。弥月之后，气血续旺，乃可无虑。盖妊娠之时，胎成一分，则母气盗泄一分，胎气渐成，母气渐泄，十月胎完，而母气耗损十倍，寻常不过数胎，而人已衰矣。母气传子，子壮则母虚，自然之理也。

但十月之内，形体虽分，而呼吸关通，子母同气，胎未离腹，不觉其虚。及乎产后，胎妊已去，气血未复，空洞虚豁，不得充灌，动即感伤，最易为病。胎时气滞血瘀，积瘀未尽，癥瘕续成者，事之常也。气血亏乏，脾虚肝燥，郁而克土，腹痛食减者，亦复不少。而痉、冒、便难，尤

① 下血　原作“血下”，据闽本、蜀本、集成本乙转。

为易致，是谓产后三病。

血弱经虚，表疏汗泄，感袭风寒，是以病痉。痉者，筋脉挛缩，头摇口噤，项强而背折也。气损阳亏，凝郁内陷，群阴闭束，是以病冒。冒者，清气幽埋，不能透发，昏愦而迷罔也。津枯肠燥，阴凝气结，关窍闭涩，是以便难。便难者，糟粕艰阻，不得顺下，原于道路之梗塞，非关阳旺而火盛也。

总之，胎气生长，盗泄肝脾，土虚木贼，为诸病之本。土气不亏，不成大病也。

桃仁鳖甲汤

桃仁三钱	鳖甲三钱	丹皮三钱	丹参三钱
桂枝三钱	甘草二钱		

煎大半杯，温服。

治瘀血蓄积，木郁腹痛者。

内热，加生地。内寒，加干姜。

桂枝丹皮地黄汤

桂枝三钱	芍药三钱	甘草二钱	丹皮三钱
地黄三钱	当归三钱		

煎大半杯，温服。

治脾虚肝燥，木郁克土，腹痛食减，渴欲饮水者。

气虚，加人参。水寒土湿，加干姜、茯苓。

桂枝栝蒌首乌汤			
桂枝三钱	芍药三钱	栝蒌根三钱	首乌三钱
生姜三钱	大枣三枚	甘草二钱	
煎大半杯，温服。			

治风伤卫气，而病柔痉，发热汗出者。

葛根首乌汤			
桂枝三钱	芍药三钱	甘草二钱	葛根三钱
麻黄一钱	首乌三钱	生姜三钱	大枣三枚
煎大半杯，温服。			

治寒伤营血而病刚痉，发热无汗者。

桂枝茯苓人参汤			
人参三钱	甘草二钱	茯苓三钱	桂枝三钱
生姜三钱	大枣三枚		
煎大半杯，温服。			

治阳虚郁冒。

苁蓉杏仁汤			
甘草二钱	杏仁二钱	白蜜一两	肉苁蓉三钱
煎大半杯，入白蜜，温服。			

治津亏木燥，大便艰难。

姜桂苓砂汤			
茯苓三钱	甘草二钱	干姜三钱	桂枝三钱
芍药三钱	砂仁一钱		
煎大半杯，入砂仁末，温服。			

治饮食不消。

黄先生医书八种后跋[1]

黄氏医书，向止刻四种[2]，见常州张氏[3]《宛邻丛书》中，近闻版亦毁[4]，余四种，无刻本。道光戊戌[5]，闵在南昌，从包慎伯年丈[6]假得抄本，与陈广夫三兄各僦[7]人誊山，同学中遂多有写本矣。

顷客闽学使[8]徐侍郎[9]，幕携《八种》在箧[10]，谈次及之，侍郎于黄氏素有元赏，又济世寿民之念随在涌溢，不能自已，尽付剞劂，以广流传。又念按临各属，不能携校，同事黄学博元坤，深于此事，遂留之署中，属专校雠，一再审定，致为不苟。考张刻四种，即有讹敚[11]，写存之本，舛互益甚。长沙二书，黄氏移易旧第，弥费寻绎。学博即详，覆之侍郎，又精勘之。虽扫叶拂尘，昔人所叹，然大

---

① 黄先生医书八种后跋　原不载，据闽本补。

② 四种　指《四圣心源》、《伤寒悬解》、《长沙药解》、《素灵微蕴》。

③ 常州张氏　指阳湖张琦，清阳湖县属常州府。

④ 毁　烧掉也。

⑤ 道光戊戌　道光十八年戊戌，即公元1838年。

⑥ 伯年丈　“伯年”，犹“年伯”。“伯年丈”，对父辈之尊称，不问是否同年。

⑦ 僦　雇也。《说文》：“僦，赁也。”

⑧ 学使　即提督学政，由翰林官及进士出身之部院官中选派，三年一任，掌管各省学校生员考课升降之事。

⑨ 徐侍郎　指徐受衡，字树铭。

⑩ 幕携八种在箧　早有刻刊《黄氏医书八种》之心。

⑪ 敚（duó 夺）　“夺”本字。

体完善矣。回思昔日传抄之劳，一旦海内人得佳本，玉楸之道昌，灵兰之术正，侍郎之盛心，不可及也已。

江右杨希闵铁佣谨跋

校注后记

黄元御，名玉路，字元御，一字坤载，号研农，别号玉楸子，山东昌邑人，生于康熙四十四年乙酉（公元1705年）九月，卒于乾隆二十三年戊寅（公元1758年）九月，享年五十三岁。黄氏出身名门世家，其十一世祖黄福忠宣公官至明朝洪熙年间光禄大夫、少保兼户部尚书，其祖辈、父辈均颇有文才，多有文学建树。在尚文的家风熏陶下，黄氏“少负奇才，聪明过人”，“甫成童为诸生”，弱冠之年，即“博极群书，尤邃于《易》，诸子百家，靡不精熟”。才华横溢，抱负高远，“常欲奋志青云，以功名高天下”，“世推为国器”。

然天有不测风云，人有旦夕祸福，在其意气风发，踌躇满志于功名之时，于“盛壮之年（雍正十二年甲寅，公元1734年），偶患目疾，误药粗工，左目失明”。清代科制，五官不正，均不仕禄，黄氏乃“委弃试帖”，迫于情势，只好改变志向，而专致于岐黄之术。这一变故，对黄氏无疑是一个很大的打击，然其可贵之处，就在于他并未因此而一蹶不振，而是正确地面对现实，立志“不能为名相济世，亦当为名医济人”。自此“抱杜钦、褚炤（均眇一目之古代名士）之痛，上溯岐黄，伏读《灵》《素》，识其梗概，乃悟医源”，进而“考镜灵兰之秘，讵读仲景《伤寒》”。以其聪慧的天资，渊博的学识，加之运用正确的从源到流、居高临下的习医方法，“探赜索奥，烛微察隐”，所以未几即登中医学之奥堂，致“幽理玄言，往来络绎”，医名大盛。时人称其与山东诸城名医臧枚吉为“南臧北黄”。

乾隆十五年庚午（公元1750年），黄氏“北游帝城，考授御医”。以其精湛的医术，博得乾隆帝的青睐，“亲题‘妙悟岐黄’四字匾额，悬挂太医院门首”，以示褒奖。“辛未（公元1751年）二月，纯皇帝（乾隆帝）南巡”，黄氏“随驾武林（今杭州市），著方调药皆神效”。

然黄氏不矜“帝眷之隆”，矢志于初衷，在诊务繁忙，“不频假以消闲之日”的情况下，仍“勤求古训，极深研几”，且“至老而不倦”，“研田为农，管城作君，流连尺素，爱惜分音”，撰著立言。于溯委穷源、医理融会贯通之际，精研博采、积累汇总有成之时，自乾隆十三年戊辰（公元1748年）至乾隆二十一年丙子（公元1756年），撰成医著十二部（见下表）、《周易悬象》一部、《道德经悬解》一部。此系《四库全书总目提要》所著录者，是否还有其他著述，现未详。

黄元御医著成书年代表				
书　名	卷数	成书年代		
		干支	建元	公元
伤寒悬解	14	戊辰	乾隆十三年	1748 年
金匮悬解	22	戊辰	乾隆十三年	1748 年
四圣心源	10	癸酉	乾隆十八年	1753 年
四圣悬枢	5	癸酉	乾隆十八年	1753 年
长沙药解	4	癸酉	乾隆十八年	1753 年
伤寒说意	10	甲戌	乾隆十九年	1754 年
素灵微蕴	4	甲戌	乾隆十九年	1754 年
玉楸药解	8	甲戌	乾隆十九年	1754 年
素问悬解	13	乙亥	乾隆二十年	1755 年
灵枢悬解	9	丙子	乾隆二十一年	1756 年
难经悬解	2	丙子	乾隆二十一年	1756 年
注：玉楸子堂稿，卷数、成书年代等均未详，也未刊行于世。				

纵观黄氏已刊行之医著，可见其对祖国医学典籍至为精熟。黄氏推崇黄帝、岐伯、越人、仲景，尊之为医界四圣，称四圣之著述，“争光日月”。对《内》、《难》、《伤寒》、《金匮》，精研而有深功，其医学造诣，多渊源于此。黄氏医著，立论明确，阐释透彻，结构严谨，条绪清分，文笔精炼，趣皆炙舌，风格独特。发四圣之微旨，前后融贯，一脉相承，理必《内经》，法必仲景，尊古崇圣之特色，至为鲜明。黄氏将其渊博的学识，融于其医著之中，往往以哲理析医理，而理明义精，援经据典，若符节之合。因而黄氏在祖国医学史上，具有较高的地位，是公认的医学大家。

黄氏倡《内经》“善言天者，必有验于人”之观点，并将此贯穿于其医著之中。在《四圣心源·天人解》中，从阴阳变化、五行生克、脏腑生成、气血原本、精神化生诸方面，阐释“天人一也”之观点，谓为医者“未识天道，焉知人理”。

黄氏精通阴阳五行学说，并广泛地运用于其医著之中，且多所发明。将四圣著述中有关脏腑、经络、气血、津液、皮肉、筋骨、毛发、孔窍、精神等之阴阳属性，归纳阐释得透彻入微。据《河图》“天一生水，地六成之，地二生火，天七成之，天三生木，地八成之，地四生金，天九成之，天五生土，地十成之”之论，谓五行之生成，乃因于阴阳之气的作用，故曰“五行皆以气而不以质，成质则不能生克矣”。从四时、方位、气候、变化诸方面，联系脏腑生成、气血原本、精神化生等，阐释气化之妙义，脏腑气机升降转化之生理，病变之因由。对《尚书·洪范》“木曰曲直、金曰从革、火曰炎上、水曰润下、土爰稼穑”之论，从秉气、升降方面详予阐释，以探求五味之根源。黄氏对阴阳五行学说阐释之透彻，发挥之精湛，运用之广泛，为其他医著所少见，实为研习这一学说之佼佼者。

黄氏精通五运六气学说，于《四圣心源》中设专论“六气解”，对六气从化，六气偏见，本气衰旺，风、热、暑、湿、燥、寒六气，详加论述。以气化阐病机，谓“内外感伤，百变不穷，溯委穷源，不过六气，六气了彻，百病莫逃”。阐释透彻入微，内容宏富，符合临床。黄氏谓

"仲景《伤寒》，以六经立法，从六气也"，系以气化诠释《伤寒论》之代表。在其《素问悬解》中，对南政北政，作新的阐释，为前人著述中所未见，可见黄氏精通五运六气学说之一斑。

黄氏对脏腑之生理病理，阐释至为精彻，尤注重脾胃中气之升降顺逆。谓心、肺、肝、肾、小肠、大肠、胆、膀胱、心包、三焦诸脏腑之气机升降顺逆，皆取决于脾胃中气之升降顺逆。其于生理，谓："脾为己土，以太阴而主升，胃为戊土，以阳明而主降，升降之权，则在阴阳之交，是谓中气。胃主受盛，脾主消磨，中气旺则胃降而善纳，脾升而善磨，水谷腐熟，精气滋生，所以无病。脾升则肾肝亦升，故水木不郁，胃降则心肺亦降，故火金不滞。火降则水不下寒，水升则火不上热，平人下温上清者，以中气之善运也。"其于病理，谓："四维（心，肺、肝、肾）之病，悉因于中气。中气者，合济水火之机，升降金木之轴。中气衰则升降窒，肾水下寒而精病，心火上热而神病，肝木左郁而血病，肺金右滞而气病。"基于此，黄氏于内伤杂病之治疗，首在顾护中气，升清降浊，兼及四维。征之临床，此法不唯内伤杂病之的法，亦适用于内伤而兼外感者。

黄氏精熟脉法，脉诊造诣极高，宗四圣著述中有关脉法之论述，对寸口脉法，寸口人迎脉法，三部九候脉法，脏腑脉象，四时脉体，真脏脉义，浮、沉、迟、数、滑、涩、大、小、长、短、缓、紧、石、芤、促、结、弦、牢、濡、弱、散、伏、动、代二十四脉，以阴阳为纲，结合五行，详加阐释，并揭示其临床意义，发四圣之微旨，启迪后学。对四圣著述中有关脉法之论述，诠释得至彻至精，对《伤寒论·辨脉篇》之诠释，尤为精湛。黄氏省病问疾，首重脉诊，谓："精熟脉法，游心于虚静之宇，动指于冲漠之庭，以此测病，亦不啻鬼谋而神告已。"

黄氏治病，用药简洁，配伍精当。宗仲景"少阴负趺阳者，为顺也"之旨，并据其数十年之临床心得体会，于内伤杂病，谓："足太阴脾以湿土主令，足阳明胃从燥金化气，是以阳明之燥不敌太阴之湿，及其病也，胃阳衰而脾阴旺，十人之中，湿居八九而不止也。胃主降浊，脾主升清，湿则中气不运，升降反作，清阳下陷，浊阴上逆，人之衰老病死，莫不由此。"因之多以阳衰土湿、水寒木郁立论，而其基点，无不系于中气之不调。立方遣药，注重健脾和胃、疏肝平胆、理气降逆、扶阳抑阴，擅用茯苓、甘草、白芍、丹皮、桂枝、橘皮、杏仁、半夏、人参、干姜、附子。伤寒、温病、疫病、痘疹，较之内伤，邪异而途殊，黄氏也宗四圣之法，参以己验，以六经辨治。其辨治伤寒，宗仲景之旨，造诣甚高，于《伤寒悬解》、《伤寒说意》之中，屡处可见。其辨治温病、温疫、疹病，亦甚为精湛，注重透表清气、凉营泄热、滋阴伏阳，擅用浮萍、石膏、知母、元参、麦冬、黄芩、丹皮、生地。而于痘病、寒疫，强调其寒因、寒证，力辟混同温病、温疫、疹病之讹，痛斥苦寒攻痘、戕伐阳气之谬。黄氏《四圣心源》、《四圣悬枢》两书中自拟方颇多，审其源流，均宗四圣之旨。其立方之旨彰显、遣药简洁、配伍精当、疗效甚高诸端，堪资后学师法。

黄氏不但是一位医学大家，也是一位易学大家。乾隆二十一年丙子，黄氏将其精研《易经》之心得撰成《周易悬象》八卷。惜未刊行于世，传世者仅为抄本，且极为罕见。20世纪60年代初，在黄氏故里有一抄本流传，时任山东省卫生厅厅长的刘惠民先生甚爱此书，将此手抄本及黄氏的《玉楸子堂稿》、《道德经悬解》手抄本携往济南，欲出版行世。尚未及出版，“文革”就开始了，刘氏含冤而死，三手抄本也不知下落。

《四库全书总目提要》谓“(《周易悬象》) 其训释，以观象为主”。精通易学的《四库全书》纂修官、藏书家周永年，对《周易悬象》颇为欣赏，谓“在近人《易》说中，(《周易悬象》) 犹可谓有根据”。今人张奇文先生谓“黄氏对《周易》研究颇深，其《周易悬象》一书，对医与易的关系论述颇详”。可见黄氏湛深易理，此书颇具特色，堪为易学一家之言。黄氏尤可贵者，乃是将其渊博的易学知识运用于其医著之中，这也是其医著造诣甚高、特色鲜明的原因之一。

由于黄氏所处的时代环境、阅历体验等原因，尤因其自身遭庸医误治，屡用苦寒攻下，乱医杂投，致使左目失明，“脾阳大亏，数年之内，屡病中虚”的痛苦体验，形成其于内伤杂病，力倡健脾调中、理气疏肝、扶阳抑阴的学术观点。出于以匡正时弊为己任、普救含灵之苦的惠心，乃反复辩难，力辟贵阴贱阳之论。因其某些言词激烈，加之其个别立论有偏而欠周之处，而招致后人多所非议与贬伐。黄氏甲寅损目后，于功名心灰意冷，诏为御医后，“久宦京师”，饱览官场之炎凉，更因其清高不驯之性格，自然地形成了俾视达官显宦、勋爵世胄及唯著书立言、流芳后世而为乐的人生观，所以借古讽今，不满现实，屡见于言表。黄氏自知其言行必忤逆达官权贵之流，且匡正庸医偏颇之言，亦不顺庸俗之耳，因而谆谆告曰：“（将其著述）藏诸空山，以待后之达人。”正如黄氏所料，官修之《四库全书》，仅将其著述存目。至同治末年，尚因“先生嫉近代诸医家离经叛道，多逞私说，反复辩难，辟其乖谬，缘是为世诟病，故其书屏不传”。以上诸因，直接累及黄氏医术之传习，年逾二百，其著述海内所藏者，几寥若晨星，且多束之高阁，俾于研习，致黄氏医术，几成绝业。

金无足赤，人无完人。纵观黄氏建树，实系一位医学大家、易学大家。正如其同代人山东历城申士秀所言：“（黄元御乃）都昌上士，莱国鸿生。史服经衣，探《八索》《九丘》之奥，仁巢义杖，发三辰五狱之灵。本良相之心为良医，即活人之手而活国，技已精于三折，病不患夫四难。”其著述，“当其探奇抉奥，则志无二格，灵有专门，及乎提要钩玄，则说必解颐，趣皆炙舌，真所谓发智灯于暗室，渡宝筏于迷津者也!”

孙洽熙

2009年8月31日于西安市中医医院

附录一：黄元御轶事数则

黄元御奇闻轶事颇多，在民间广为流传，笔者从拙文《黄元御医学全书·黄元御医学学术思想研究》中选取数则，供读者阅读参考。

1. 黄元御“考授御医”及乾隆帝赐匾额一事，传说如下。

黄氏至京不久，适值乾隆帝有疾，太医院诸医诊疗不效，经邑人举荐，为高宗（乾隆帝）诊视。诏进时黄氏辞曰：“敝乃草民，不懂君臣大礼，恐万岁见责，有欺君之罪。”乾隆帝传谕：“免恕一切，至宫廷时对正面只行四叩首，不施君臣礼。”并令侍官带俸银及绫罗缎匹为礼，再诏黄氏进宫。黄氏辞曰：“无功不受禄，敝乃布衣之士，岂敢接受。”帝怒，再赐以五品顶戴，进冠带俸禄，按品赐银，再次传进。黄氏见再难推委，遂入宫。乾隆帝于寝床上虚设宫女，放下幔帐，仅露一手于外。黄氏诊脉毕，一揖而退。侍官问曰：“帝患何疾？何方医治？”黄氏对曰：“龙得凤脉，无药可医，怕不久于人世。”侍官回奏，乾隆帝乃知其为良医，遂将幔帐撩起，令其面君诊脉。诊毕，帝曰：“朕属何疾？”黄氏对曰：“万岁小恙，乃七分药毒三分病，须先进两帖解毒药，继服一帖治所病。”帝允诺，按方配服，病豁然而愈。为褒扬其精湛的医术，乾隆帝乃御书“妙悟岐黄”匾额赐之，并诏为御医，倍受恩宠。此虽系轶事传说，然对黄元御医术之精湛、性格之清高、乾隆帝这位明君的性格处事等，描述得极为精辟。参之黄元御《四圣心源·自叙》“帝眷之隆，何可恃也”，当有一定的真实性，而非纯系杜撰。

2. 黄元御医术精湛，治病如神之轶事传说，至今在其故里流传颇多。吴去疾《雪堂医话》载昌邑刘樵山讲述的黄氏治病轶事两则如下。

其一：黄氏乡居，以医负盛名。其女远嫁，生一子，出痘，势甚危，抱归求治。黄氏一见，即怒詈曰：“此证险恶，不过日晡，其速行。”其女长跪乞怜，黄氏不顾，呼人急驾骡车送之返。时赤日中天，舆人故迟迟其行，中途遇大雨，周身尽湿，舆人乃驾车回黄家，盖黄氏预嘱之也。时已日暮矣，黄氏率家人正伫立门外，笼灯相候，语之曰：“汝子生矣，此证内热已极，非用此法不能挽救。吾默察天时，知今日午后必有大雨，故弄此狡狯，不然汝子岂能生哉！”遂处方与服，痘果透发而愈。

其二：黄氏尝夏月出行，有数人见其至，相与谋曰：“黄氏号为名医，吾侪盍试之。”一人故仆地，急招黄氏诊。黄氏曰：“此人仅能延数刻耳，哀哉！”群嗤之以鼻。黄氏曰：“毋！其听预言，汝等初意，乃与余为戏也，不知今当夏月，湿热交蒸，此人仆地之时，热毒之气已从口鼻吸入，内又有肠胃之病，感之而发，其来也暴，非药石所能瘳矣。”众不信，黄乃行。未几，其人果腹中绞痛，不数时即毙。人皆嗟叹，共称黄术之神。

3. 黄元御五代传人、先师麻瑞亭（1909~1997），早年听其业师李鼎臣讲述过黄氏诊病轶事一则，简述如下。

黄氏晚年，在太医任上，沈阳一王爷之子病笃，遣人诣京，求乾隆帝委太医往诊，帝即命黄元御前往。即日起程，乘轿奔赴，夜不住驿，轿中假寐，食不下轿，裹腹而已。至沈阳，直奔王府，报名而入，径往正堂，王爷降阶相迎。方落坐，黄氏未及请问，王爷即欲述其子病情。黄氏曰：“臣进府时，闻东厢有呻吟之声，可是小爷？”王爷对曰：“正是。”黄氏曰：“无须诊视，其肺已腐烂不堪，无药可医，惜哉！”王爷闻言，面露惊愕之色，旋即面冷如铁，起身曰：“先生少坐，本王去去即回。”未几，侍者捧一盘呈于堂，视之，其内乃一腐烂人肺也，浊血流溢。黄氏大惊失色，方欲问其故，王爷已手握匕首而至，双手及利刃尽染血污，抱拳稽首曰：“先生神明，本王佩服！适才已将犬子杀之，此乃其肺也，果如先生所言。”黄氏惊倒于地，面如土色，张口结舌，无言以对。稍定，乞归。王爷允请，黄氏即刻起程，形容一如赴沈急促之状。至京，拜表奏乾隆帝诊病及王爷杀子始末，谢罪并乞归故里休养。帝不究其直言之罪，好言抚慰，准其所请。未及陛辞，即匆匆返籍，病卧不起。其子请问病由，黄氏详告之，并曰：“为父已胆破神伤，医药无及，尚有百日阳寿，速请好友故旧一诀。”果百日后而逝，时年五十有三。

孙洽熙

2009年8月31日于西安市中医医院

附录二：方剂索引

六　画

七　画

八　画

九　画

十 画

十一画

十二画

十四画